L'HYGIÈNE DES DYSPEPTIQUES

PAR LE Dʳ RENÉ·GAULTIER

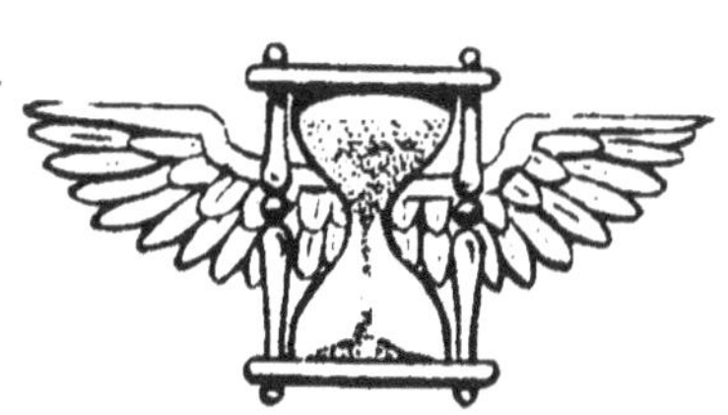

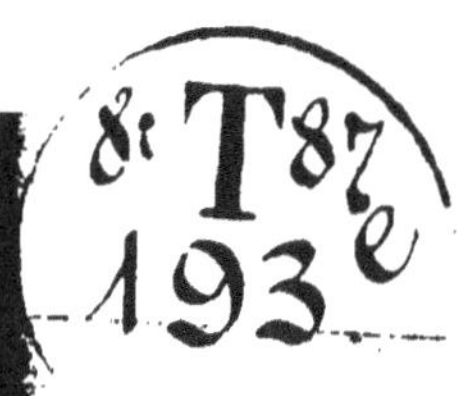

LIBRAIRIE CH.DELAGRAVE .15,RueSoufflot.PARIS

L'Hygiène des Dyspeptiques

L'Hygiène

des

Dyspeptiques

PAR

M. LE Dr RENÉ GAULTIER

Chef de clinique à la Faculté de médecine de Paris
Membre de la Société de thérapeutique

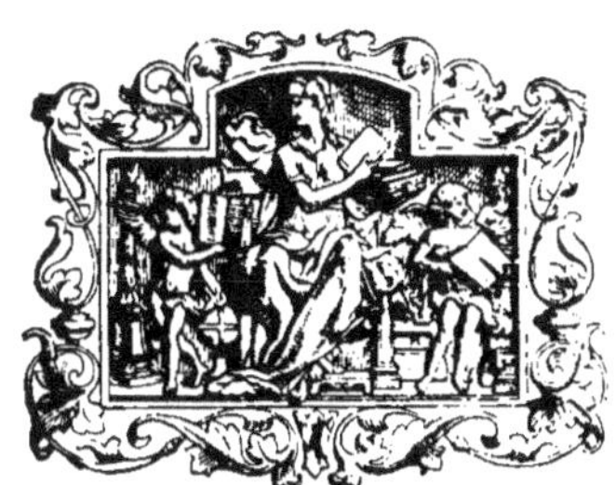

PARIS
LIBRAIRIE CH. DELAGRAVE
15, RUE SOUFFLOT, 15

A M. le Dr Albert ROBIN

A M. le Dr ALBERT ROBIN

PROFESSEUR DE CLINIQUE THÉRAPEUTIQUE

MEMBRE DE L'ACADÉMIE DE MÉDECINE

Mon cher Maître, qu'il soit permis à votre ancien interne de placer ce livre sous votre haute protection, en vous en offrant la dédicace, car s'il contient quelque chose de bon, c'est assurément dans les parties où il reflète, sinon reproduit textuellement, votre enseignement clinique thérapeutique dont les bienfaits sont connus de tous.

Dr RENÉ GAULTIER.

AVANT-PROPOS

Avec notre *Avoir* alimentaire,
nous devons équilibrer notre *Doit*
alimentaire si nous voulons faire
honneur à nos affaires de santé.

Pr LANDOUZY.

Avant de publier ce petit livre, je tiens à déclarer à ceux qui vont le parcourir que, quoique écrit par un médecin, il ne s'adresse point directement au public médical; qu'en conséquence, en ont été bannies toutes les théories d'allure savante, tous les mots d'aspect barbare à étymologie grecque ou latine, qui souvent masquent sous leurs noms pompeux l'ignorance des choses qu'ils désignent; que, par contre, on y trouvera de simples faits exposés avec le plus de clarté qu'il nous a été possible d'y apporter avec des termes que la langue populaire rend usuels.

Néanmoins, l'étudiant en médecine et le praticien trouveront peut-être quelque intérêt à le lire pour y rencontrer, résumées sous un jour facile, les grandes règles de la diététique, à l'heure actuelle si en honneur, qu'une société nouvelle de l'alimentation rationnelle de l'homme vient de se fonder, avec ses statuts et ses congrès, pour en formuler les préceptes. Cet ouvrage a en effet largement puisé aux sources et on y retrouvera le reflet sinon la copie de l'enseignement théorique des grands maîtres de la diététique moderne.

Ainsi donc, ceci reste bien convenu, nous ne parlerons point ici un langage scientifique, mais tout bonnement comme parlent entre eux des gens du monde, instruits des progrès de la science et qui désirent utiliser leurs connaissances pour se préserver de la maladie.

C'est pour réaliser ce dernier but que ce livre est écrit par un médecin, et, qui plus est, par un médecin à qui des études spéciales ont donné peut-être quelque compétence particulière à traiter ce sujet; c'est, du moins, ce qu'ont bien voulu en penser ses éditeurs d'après ses travaux antérieurs.

Il espère le prouver à ses lecteurs, en leur présentant dans cet esprit successivement les trois idées suivantes :

— *Comment on devient dyspeptique.*
— *Pour éviter de le devenir.*
— *Comment en guérir quand on l'est devenu.*

PREMIÈRE PARTIE

COMMENT ON DEVIENT DYSPEPTIQUE

CHAPITRE I

L'HISTOIRE DES CONCEPTIONS DE LA DYSPEPSIE. SYSTÈMES ET DOCTRINES. DÉFINITION PHYSIOLOGIQUE DE LA DYSPEPSIE.

Puisque nous allons étudier ici comment on devient dyspeptique, peut-être est-il nécessaire au préalable de définir ce qu'est la dyspepsie.

L'opinion de Lasègue.

C'est un terme dont on a beaucoup abusé et auquel on a fait dire beaucoup de choses. En lui-même, le mot dyspepsie signifie difficulté de la digestion, et, par suite, dans son acception la plus large, on devrait l'appliquer à tous les troubles de la digestion, quelle qu'en soit la cause. Mais nous ne pouvons pas nous contenter de cette définition, qui ne fait que traduire le mot grec dans une autre langue ; car la dyspepsie est plus qu'une difficulté de la digestion. Les malades eux-mêmes, nous dit Lasègue, en délimitent fort bien la compréhension : « Pour eux avoir les digestions difficiles veut dire que le repas est l'occasion d'un malaise spécial, se répétant sous l'influence de l'alimentation. Le phtisique qui mange assez et ne se nourrit pas, le diabétique qui mange trop et se nourrit mal, ne se plaignent pas de dyspepsie, tant qu'il n'est pas survenu de sensations incommodes ; le dyspeptique n'est dyspeptique qu'à la condition de souffrir et de se plaindre. »

Toutefois il ne faudrait pas négliger totalement les dyspeptiques inconscients, c'est-à-dire ces gens qui, sans le savoir, parce qu'ils ne souffrent pas de leur estomac, présentent néanmoins des manifestations très nettes de digestions défectueuses sous couleur d'autres symptômes.

Force nous est donc de passer en revue, d'une façon très rapide, l'histoire des conceptions des dyspepsies, pour nous faire une idée nette sur la façon dont on doit les envisager.

Hippocrate et Galien.

A l'époque de Galien, la digestion était considérée comme une véritable coction, qui, suivant le cas, peut être entravée, retardée ou rester nulle; de là les deux états désignés par lui sous les noms de bradypepsie et d'apepsie. Puis on abandonna ces définitions chimiques des dyspepsies pour considérer ces dernières, avec l'école organicienne, comme la résultante d'états anatomiques plus ou moins variés, telles les gastrites ou les dilatations de l'estomac.

La doctrine du chimisme stomacal.

De nouveau, avec les recherches récentes sur le chimisme gastrique, les dyspepsies sont classées d'après la plus ou moins grande abondance du suc gastrique ou sa teneur en principes actifs en hyperpeptique et hypopeptique, en hyperchlorhydrique, ou hypochlor-- hydrique; tandis que d'autres auteurs, tenant compte de la sensibilité ou de la motricité de l'organe souffrant, adoptent les dénominations de dyspepsie nerveuse, sensitive, motrice ou sensitivo-motrice.

L'organicisme fonctionnel.

Nous croyons, pour notre part, que l'on doit faire table rase de ces nombreuses classifications, dont aucune n'a pu prévaloir, et, les réunissant toutes dans une appellation plus générale, nous croyons, avec MM. Soupault, Mathieu, Albert Robin, qu'on doit con- sidérer les dyspepsies comme des états pathologiques des fonctions digestives, en entravant ou en modifiant l'exercice, sans qu'en fin de compte la fonction cesse de s'accomplir; et nous dirons que ce sont des perver- sions des fonctions digestives ressenties la plupart du temps par les malades, *dyspeptiques qui souffrent et se plaignent;* dans certains cas, leur demeurant incons- cientes, *dyspeptiques sans le savoir;* parfois même mas- quées par le travail solidaire des organes adjacents, *dyspepsies latentes.* Ajoutons que ce sont des perversions qui persistent et se reproduisent sous l'influence des mêmes causes.

Ainsi les dyspepsies nous apparaissent-elles comme de simples troubles fonctionnels de la digestion, contre lesquels tout notre effort hygiénique devra lutter pour chercher à les régulariser.

La gastronomie transcendante de Brillat-Savarin.

Il y a beau temps que l'illustre Brillat-Savarin s'est appliqué à nous montrer — dans son livre sur la *Physiologie du goût* ou *Méditation sur la gastronomie transcendante* — ce que nous devons faire pour éviter les fâcheuses dyspepsies. « La gastronomie, nous dit-il, est la connaissance raisonnée de tout ce qui a rapport à l'homme en tant qu'il se nourrit; son but sera de veiller à la conservation des hommes au moyen de la meilleure nourriture possible. Elle y parvient en dirigeant par des principes certains tous ceux qui recherchent, fournissent ou préparent les choses qui peuvent se convertir en aliments. »

Le plus souvent, en effet, nous malmenons nos organes digestifs en leur imposant une alimentation défectueuse, soit en leur fournissant une nourriture trop abondante ou une nourriture trop variée, soit encore en leur offrant une nourriture mal préparée.

C'est ainsi qu'en fin de compte, laissant à part les dyspepsies symptomatiques des maladies nettement définies, dont l'étude ressort aux traités de pathologie, nous envisagerons les dyspepsies comme des troubles fonctionnels dus aux irrégularités d'une nourriture irrationnelle et contre lesquels il faut savoir nous prémunir par une étude préliminaire sur la physiologie générale de l'alimentation.

CHAPITRE II

LA PHYSIOLOGIE DE L'ALIMENTATION

§ 1er. — APERÇU GÉNÉRAL DU SUJET

Les dyspepsies, troubles fonctionnels.

Si l'on admet que les dyspepsies, quelle qu'en soit
la forme et quelle qu'en soit la cause originelle, ne
sont autres choses qu'un dérèglement du fonctionnement normal de l'appareil digestif, il est tout naturel,
tout en recherchant la cause de ce dérèglement pour
tâcher de la combattre et de la supprimer, de commencer d'abord, si la chose se peut, par éviter ce dérèglement. Et pour cela, il est nécessaire que nous fassions
une incursion dans le domaine de la physiologie normale de l'alimentation pour connaître quels sont les
besoins de la machine humaine, et régler sa consommation d'après la puissance de son moteur principal
et de ses organismes accessoires ; c'est, suivant le mot
de Brouardel, « lutter contre la maladie évitable ».

Connaître le besoin de la machine humaine, c'est

connaître les aliments nécessaires à cette machine pour son bon fonctionnement, les connaître dans leur quantité comme dans leur qualité, au point de vue de leur valeur nutritive et de leur état de digestibilité. Régler cette consommation d'après la puissance de son moteur principal et de ses organes accessoires, c'est connaître les forces transformatrices de l'estomac, de l'intestin et de tous les autres appareils annexes de la digestion, qui, avec ces aliments ingérés, vont fabriquer du travail, de l'énergie et de la vie.

Le tube digestif, véritable usine chimique.

Comme le dit Pawlow dans son *Introduction au travail des glandes digestives*, le rôle fondamental que le tube digestif est appelé à remplir dans l'organisme peut être manifestement assimilé à celui d'une usine chimique dans laquelle les matières brutes, soit les aliments, subissent une transformation chimique essentielle, qui rend possible leur incorporation dans les humeurs de l'organisme et leur utilisation pour la mise en œuvre des processus vitaux.

Les organismes de cette usine.

Cette usine se compose d'une série de divisions, dans lesquelles des aliments, classés dans leurs propriétés, sont, soit retenus momentanément, soit transportés plus loin dans la plus voisine division. Cette usine, ou, à vrai dire, chacune de ses sections, est pourvue de réactifs spéciaux élaborés soit dans de petits ateliers voisins situés dans les parois mêmes de l'usine, soit dans des organes électifs éloignés, qui, comme cela se passe dans les grandes usines chimiques, sont reliés à l'usine principale par un système de canaux conduisant les réactifs. Ce sont là les glandes avec leurs canaux excréteurs.

Chaque usine livre un liquide spécial avec un réactif spécifique; ce réactif, doué de propriétés chimiques déterminées, n'agit que sur certaines parties des aliments et ne modifie qu'une seule espèce de substances alimentaires, en agissant en même temps sur plusieurs en cumulant les propriétés des divers réactifs, isolés, mais avec certaines particularités dans leur mode d'action.

Tous ces processus chimiques qu'on a pu réaliser *in vitro* constituent un des actes de la digestion dont nous cherchons à donner ici une idée très générale.

La solidarité fonctionnelle entre ces divers organismes.

Mais à côté de ces processus chimiques simplifiés dans leur essence, il y a une complexité physiologique des plus importantes à connaître pour comprendre les actes intimes de la digestion et parvenir, par une saine diététique, à les régler. C'est de savoir dans quelles conditions, par qui et comment les réactifs en question se déversent sur les aliments ingérés, connaître par conséquent l'enchaînement des actes physiologiques qui président à leur sécrétion, la solidarité fonctionnelle des diverses parties du tractus digestif où ils se forment, savoir enfin ce que deviennent ces réactifs

au cours d'un travail forcé ou réduit de l'usine
digestive.

Le problème de l'alimentation.

Aussi envisagerons-nous ici successivement le problème de l'alimentation dans ses diverses données : 1° l'aliment, c'est-à-dire la matière brute avec laquelle l'homme fait de la vie, tout d'abord en tant qu'aliment simple, tel que la chimie nous permet de l'analyser, puis ensuite en tant qu'aliment composé, c'est-à-dire dans son état normal, tel que la cuisine nous le présente; 2° la digestion dans ses actes physico-chimiques, simplifiés par l'analyse, et ensuite la digestion dans ses actes physiologiques, tels que l'observation ou l'expérimentation nous les donne à considérer.

C'est seulement alors, d'après ces données, et quand nous aurons fait voir ensuite qu'en transgressant les règles qu'elles nous indiquent on peut devenir un dyspeptique que nous nous efforcerons de donner les principes d'une bonne ration alimentaire et d'une digestion normale, qui peuvent empêcher de le devenir.

§ 2. — L'ALIMENT

Définition de l'aliment.

« Les aliments sont les matières solides, liquides ou gazeuses, aptes, lorsqu'ils sont introduits dans l'économie, à réparer les pertes faites par les organes et à en assurer le fonctionnement; en effet, quelles que soient sa composition et sa forme actuelle, un principe n'est alimentaire que s'il peut être mis, en traversant le tube digestif ou en arrivant à nos organes, sous une forme telle que ceux-ci puissent l'utiliser, soit comme matière de construction, soit comme moyen d'action. » (Armand Gautier.)

A) *Principes alimentaires primordiaux*

La machine humaine — puisque nous avons pris ce mode de comparaison de la machine avec l'homme — est essentiellement constituée par de l'eau, des principes minéraux, des substances albuminoïdes, des graisses et des substances hydrocarbonées (tel le glycogène et le sucre, par exemple). Il s'ensuit que les aliments de cette machine doivent être de même nature, puisqu'ils ont pour but, nous le répétons encore, de restituer aux tissus ce qu'ils perdent par leur fonctionnement, tout en leur fournissant l'énergie nécessaire à ce fonctionnement lui-même.

L'eau (*milieu d'échange*).

Les deux tiers du corps humain sont constitués par de l'eau ; c'est un véritable *milieu* physique et chimique nécessaire pour l'accomplissement des réactions vitales ; elle est donc absolument indispensable à l'accomplissement de tous les échanges nutritifs. Et comme, tant par les urines que par la sudation et l'exhalation pulmonaire, l'homme perd de 2.000 à 2.800 grammes d'eau par jour suivant qu'il travaille ou reste à l'état de repos, il est nécessaire de restituer à nos tissus l'eau dont ils sont ainsi continuellement appauvris. C'est donc un des aliments essentiels à l'homme, puisque, suivant l'expression d'Armand Gautier, « il joue dans nos tissus le rôle d'un substratum neutre au sein duquel se font tous les échanges ».

Absorbée par les parois du tube digestif, une grande partie de l'eau passe dans le sang, qui la distribue aux divers tissus dont elle constitue le milieu protoplasmique, solubilisant les éléments salins organiques ou nutritifs, dont elle facilite aussi le transport aux diverses parties de l'organisme présidant à tous les dédoublements, intégrateurs ou désintégrateurs de molécules organiques, entraînant enfin les déchets divers de nos éléments cellulaires en leur servant de vecteur liquide sous le nom d'urine qu'excrète le rein, de sueur qu'excrète la peau, ou de vapeur d'eau qu'exhale l'appareil pulmonaire.

Les éléments minéraux (*sol minéral de l'organisme*).

En dehors de l'eau, nos tissus empruntent au règne minéral une partie de leurs molécules. Ils ont besoin pour subsister d'une sorte de squelette minéral qui, suivant la pittoresque expression de Gaube (du Gers), constitue le sol minéral de l'organisme. C'est ainsi qu'on trouve dans le muscle, 1,5 % ; dans le sang, 1,10 % ; et dans les os jusqu'à 35 % de matières minérales.

Ainsi, comme, d'une part, les matières salines entrent dans la constitution de nos tissus, comme, d'autre part, elles sont sans cesse éliminées par les urines, les fèces et les sueurs, dans la proportion d'environ 25 grammes par jour chez l'adulte, il faut que les aliments réparent sans cesse ces pertes, fournissent à ces besoins minéraux et maintiennent l'équilibre du squelette minéral, nécessaire aux échanges nutritifs.

« C'est qu'en effet, entre deux cellules de l'organisme ou entre chaque cellule et le plasma qui les baigne, il faut, pour que les échanges nutritifs s'accomplissent, une cause qui active la circulation des produits ; et les sels en se diluant dans les liquides de l'organisme, y introduisant leurs tensions osmotiques, produisent cette force qui détermine la circulation du dehors au dedans et du dedans au dehors qui, suivant la nature des sels dissous, entraîne chimiquement ou physiquement les substances combinées à ces sels ou dissoutes, les produits de sécrétion et les matériaux d'assimilation. »

Telle nous apparaît dans ce rôle complexe la nécessité des substances minérales de nos aliments ; et, en thérapeutique, nous savons comment on en peut user, soit pour modifier le squelette minéral d'un individu déminéralisé, quand on emploie par exemple la médication phosphorée ou les poudres salines de reminéralisation du D* Albert Robin ; soit, au contraire, pour modifier les échanges osmotiques chez les hydropiques, quand on a recours par exemple au régime déchloruré de Widal et Javal.

Ces aliments minéraux dont nous avons un si grand besoin et dont nous reparlerons à propos des aliments

complexes, sont le chlorure de sodium et le chlorure
de potassium, les sels de chaux et de magnésie, l'oxyde
de fer, le chlore, le fluor, le brome, l'iode, le soufre,
le phosphore, et leurs composés, enfin l'arsenic et le
silicium.

Les matières albuminoïdes (*aliments plastiques*).

Mais l'eau et les aliments salins dont nous venons de
parler ne sont introduits le plus souvent dans notre
économie qu'avec les matières albuminoïdes de nature
végétale ou animale qui constituent la base de notre
alimentation. Ces substances albuminoïdes sont des
plus complexes, et le nombre de leurs espèces chaque
jour agrandi pourrait peut-être être réduit si on se
rappelait le mot de Duclaux que toutes ces espèces
chimiques ne sont peut-être, après tout, que des espèces chimériques.

C'est ainsi qu'à côté de l'*albumine type du blanc
d'œuf*, on décrit des albùmines primitives du sang,
sérine et *globuline*, des albumines primitives des muscles
et de la viande, *myosine, myoglobuline et myoalbumine,*
des albumines végétales, la *légumine,* la *glutésine,* la *maï-
sine;* puis on décrit encore des albumines dérivées, les
albumoses et les *peptones,* stades de transformation des
matières albuminoïdes primitives attaquées par les ferments digestifs, les *nucléoalbumines* dont les dédoublements donnent naissance à des produits voisins dans
leur constitution de celle de l'acide urique qu'on peut
ainsi considérer comme le terme ultime de la transfor-

mation des nucléines de l'organisme, mesurant par sa quantité soit l'intensité de l'alimentation carnée, soit une désintégration de certains tissus cellulaires ; enfin on décrit aussi des substances *collagènes* transformées par la cuisson en présence d'eau chaude en gélatine ; ce sont la chondrine, l'osséine, l'élastine du tissu conjonctif et des ligaments.

Quoi qu'il en soit de ces dénominations des diverses substances albuminoïdes, ainsi nommées parce qu'elles ont les propriétés générales de la matière principale du blanc d'œuf, l'albumine, toutes sont des matières éminemment plastiques, c'est-à-dire qu'elles sont destinées à réparer les pertes en substances analogues que chaque jour subit notre organisme.

Nos organes sont, en effet, formés de cellules comprenant un protoplasma albumineux très complexe, et c'est dans la nourriture animale et végétale qu'ils vont puiser ces matériaux dont ils sont construits ou qui s'en rapprochent le plus par leur constitution. « La matière albuminoïde est donc nécessaire à l'entretien de la vie. On peut vivre sans hydrates de carbone et sans graisses, on ne peut vivre sans albuminoïdes, ou, ce qui revient au même, étant donnée leur constitution chimique, on ne peut vivre sans un apport régulier d'azote. »

Ainsi le besoin d'azote nécessaire à notre organisme, et qui constitue ce que l'on a défini sous le nom d'équilibre azoté, est représenté par le chiffre d'albumine indispensable à ces dépenses quotidiennes de combustion et d'entretien plastique. Il a été évalué à une moyenne de 100 à 110 grammes d'azote, mais peut être très suffisant chez des adultes bien portants, avec des rations de 75 à 85 grammes d'azote.

Et nous verrons plus tard comment, en connaissant la teneur en azote des divers albuminoïdes végétales ou animales, on peut calculer, suivant les besoins de la machine humaine, les proportions dans lesquelles ils doivent entrer dans notre alimentation. Nous ne retiendrons ici, en terminant ces généralités sur les substances albuminoïdes, que cette particularité physique qu'elles présentent, importante à connaître pour la diététique, à savoir qu'elles se coagulent par la chaleur, phénomène sur lequel est basée la distinction dans les régimes des viandes crues et des viandes cuites.

Les graisses (*aliments dynamogènes régulateurs de chaleur*).

A côté de ces divers ordres d'aliments simples qui fournissent à la machine humaine sa vitalité et son énergie, il faut encore ranger les corps gras, aliments *dynamogènes* par excellence. En effet, ces corps gras, de quelque substance animale ou végétale qu'ils proviennent, après une série de transformations chimiques qui en permettent leur absorption par les chylifères de l'intestin, sont véhiculés par le sang qui les transporte, une partie aux cellules capables de les dégrader complètement, en mettant leur énergie en liberté; l'autre partie, aux cellules de réserve capables de les emmagasiner momentanément, en attendant qu'il vienne les reprendre à son gré suivant les besoins de l'organisme.

Ainsi s'accomplit, dans l'intimité de nos tissus un mécanisme régulateur de l'absorption et de la réserve des corps gras, mécanisme adapté au fonctionnement même de la machine humaine qu'ils nourrissent.

Dans l'alimentation normale d'un individu en bonne santé, les corps gras jouent donc un rôle non point de calorificateurs instantanés, mais celui de régulateurs de chaleur qui permettent de distribuer celle-ci, non plus par à-coups digestifs, mais régulièrement et uniformément. Aussi, dans les cas de maladie cachectisante, où il y a perte des tissus aux dépens de la matière albuminoïde, les corps gras introduits en excès dans l'organisme peuvent-ils être considérés comme des aliments d'épargne de l'albumine ; ils agissent en effet en épargnant à la fois les albuminoïdes ingérés qui peuvent être consacrés tout entiers à leur fonction spéciale, et en épargnant la dégradation des albumines organiques, déjà fixées sur le tissu vivant.

Ce sont là des notions importantes à connaître pour la diététique, de même que cette autre notion que les corps gras sont de consistance variable, liquide ou solide, et de point de fusion plus ou moins élevé, car de ces divers caractères dépend leur valeur nutritive et c'est d'après eux en conséquence qu'on pourra calculer suivant les besoins de l'organisme les rations alimentaires plus complexes.

Hydrates de carbone *(aliments dynamogènes, calorificateurs instantanés).*

L'importance de ces aliments en diététique est considérable, car c'est dans une proportion de 80 % qu'ils
entrent dans les matières complexes offertes à notre
organisme. De même que l'on distingue au point de
vue chimique diverses variétés d'albumine, de même
on distingue diverses variétés d'hydrates de carbone.
C'est ainsi qu'on reconnaît les *amidons* qui constituent
à eux seuls les 5/6 absorbés des matières hydrocarbonées nécessaires à notre organisme; peu solubles dans
l'eau, plus difficilement saccharifiables par la salive et
le suc pancréatique que les *dextrines*, autre variété
d'hydrates de carbone, amidons solubles, formes inter-
médiaires de dégradation nécessaire pour l'assimilation.

On distingue encore toutes les variétés de sucres,
les *glucoses*, les *lévuloses*, les *lactoses*, *saccharoses* et *mal-
toses*; signalons aussi les *gommes* et *mucilages*, les *cel-
luloses* inutilisées dans la nutrition humaine, les *alcools*
et enfin le *glycogène* que nous n'absorbons que très
rarement et en quantité infime par voie alimentaire,
mais qui, par contre, est d'une importance capitale dans
le mécanisme de la réserve des hydrocarbonés, puisqu'il constitue la seule forme stable de ces matériaux
dans notre organisme, de même que le glucose constitue la seule forme directement assimilable de ces
mêmes aliments, forme à laquelle ils doivent être tous
ramenés par les ferments digestifs pour pouvoir passer

dans le sang, y persister plus ou moins longtemps et être finalement soit transformés par lui directement, soit portés par lui dans l'intimité de nos tissus.

En effet, les hydrates de carbone à l'encontre des graisses jouent dans notre organisme le rôle de réserve immédiatement utilisable. Parmi tous nos aliments ils sont les plus aptes à favoriser de suite le potentiel indispensable au travail physiologique, tout en favorisant l'assimilation des albuminoïdes et modérant le travail de désassimilation. C'est ainsi qu'ils réalisent le mieux les conditions nécessaires à l'édification des tissus nouveaux, au cours de la croissance, de la convalescence, à la suite du surmenage, etc...

Telle est la destinée des hydrates de carbone dont nous apprendrons dans un chapitre prochain les transformations organiques pour leur utilisation nutritive, de même que dans un autre paragraphe nous étudierons la détermination de leurs sources pratiques, de leur abondance et de leur prix de revient. Ainsi sommes-nous amenés à envisager les aliments naturels tels qu'ils se présentent à notre alimentation dans leur teneur en ces diverses substances alimentaires primordiales, autrement dit, à considérer à leur tour nos aliments naturels.

B) *Aliments naturels*

Leur composition en principes nutritifs primordiaux.
Maintenant que nous connaissons les aliments simples nécessaires au bon fonctionnement de la machine

humaine, il est nécessaire de savoir dans quelles proportions on les trouve à l'état de synthèse dans les divers mets dont nous nous nourrissons; en d'autres
termes, il nous faut connaître quelle quantité de chacune
des trois sortes de principes nutritifs albuminoïdes,
corps gras et hydrates de carbone ainsi que sels minéraux et eau comprennent nos aliments usuels.

Albuminoïdes.

C'est ainsi que nous apprendrons, notions qui nous
serviront de base au calcul de la ration alimentaire,
que les corps albuminoïdes varient de 23 à 13 % dans
la viande des mammifères, des oiseaux, des crustacés
et de quelques poissons; qu'ils s'élèvent dans les légumes en grains jusqu'à 25 % variant de 15 à 44 % dans
les fromages; qu'ils ne sont plus que de 7 à 2 % dans
le lait, le riz, les champignons, les fruits secs amylacés
ou gras; qu'ils restent au-dessous de 1 % dans la plupart des fruits acides ou aqueux, les boissons fermen-
tées, le miel et le chocolat.

Les corps gras.

C'est ainsi que nous apprendrons encore que les
corps gras varient de 93 à 85 % dans les pannes, lards,
graisses ordinaires, beurres, etc.; de 62 à 45 % dans
les amandes, noix, noisettes, cacao, foie gras; de
40 à 15 % dans les viandes grasses, les fromages
secs, le jaune d'œuf, le chocolat; de 15 à 20 % dans
les poissons en général; de 4 à 1,8 % dans le gibier,
le foie, le lait et la plupart des farines de céréales;

de 2 à 1 % et au-dessous dans quelques poissons maigres, le sang, les huîtres, le pain, les légumes secs, tombant au-dessous de 1 % dans les pommes de terre, patates, manioc, légumes verts.

Les hydrates de carbone.

Les hydrates de carbone varient de 78 à 58 % dans les graisses, et dans les farines de céréales, de 57 à 46 % dans le pain et la plupart des légumes en grains, de 28 à 16 % dans les pommes de terre, les patates et le manioc; de 15 à 7 % dans les amandes, pommes, cerises, raisins, dans la plupart des légumes racines, dans la truffe; de 9 à 5 % dans beaucoup de fruits, dans les champignons, la carotte, le navet, dans le lait; de 4 à 1 % dans les légumes herbacés, salades, abats, dans les fromages; de 1,2 à 0,5 % dans les œufs, la bière, le koumys, le kéfir, le beurre; de 0,5 à 0,1 % dans la viande, le bouillon, les vins secs.

Les sels minéraux.

Quant aux sels minéraux ils varient dans les matières animales de 0,02 (lait) à 5,7 % (fromages); et dans les matières végétales de 0,5 % (fruits aqueux) à 5 % (cacao).

Composition des principaux aliments naturels en principes nutritifs fondamentaux

d'après Armand GAUTIER

ALIMENTS	ALBUMINOÏDES	GRAISSES	AUTRES MATIÈRES NON AZOTÉES	SELS	EAU
A) VIANDES DE MAMMIFÈRES					
Bœuf (moyenne)........	20,96	5,41	0,46	1,14	72,03
Veau (moyenne).........	18,88	7,41	0,07	1,33	72,31
Mouton (moyenne)......	17,11	5,77	—	1,33	75,99
Porc (jambon)	15,98	34,62	—	0,69	48,71
Cheval.................	21,71	2,55	0,46	1,01	74,27
Lièvre.................	23,14	1,97	—	1,19	74,6
Chevreuil..............	19,77	1,92	1,42	1,13	75,76
Lapin.................	21,47	9,76	0,75	1,17	66,8
B) VIANDES D'OISEAUX					
Poulet (moy^t gras)......	18,49	9,34	1,10	0,91	70,06
Dindon (moy^t gras)... ..	24,70	8,50	—	1,20	65,60
Oie..................	15,91	45,39	—	0,49	38,02
Canard...............	23,80	3,69	1,69	0,93	69,89
Pigeon............. ...	22,14	1,00	0,76	1,00	75,10
Perdrix...............	25,26	1,43	—	1,39	71,96
C) VIANDES DE POISSONS					
Saumon	21,60	12,72	—	1,39	64,29
Anguille..............	12,83	28,37	0,53	0,85	57,42
Hareng (frais)..........	14,55	9,03	—	1,78	74,67
Maquereau.............	19,36	8,08	—	1,36	71,20
Morue................	16,23	0,33	—	1,36	72,25
Sole.................	17,26	0,81	—	0,87	79.20
Brochet..............	18,75	0,66	—	1,08	79,50
Carpe................	15,71	4,77	—	0,54	78,90
Truite...............	17,52	0,74	—	0,80	80,50

ALIMENTS	ALBUMINOÏDES	GRAISSES	AUTRES MATIÈRES AZOTÉES	SELS	EAU
D) OEUFS ET SES DÉRIVÉS					
Œuf de poule (complet)	12,55	12,11	0,53	1,12	73,67
— (blanc)..	12,87	0,25	0,77	0,61	85,50
— (jaune)..	16,12	31,39	0,48	1,01	51,03
E) LAIT ET SES DÉRIVÉS					
Lait de femme	2,29	3,78	6,21	0,31	87,41
Lait de vache	3,66	3,72	4,48	0,68	87,22
Lait d'ânesse	2,22	1,64	5,99	0,51	89,64
Beurre	0,80	86,4	0.18	—	12,95
Fromage de Brie ou Camembert...	18,97	25,87	0,83	4,54	49,79
Gruyère	29,49	29,75	1,46	4,92	34,38
Hollande	28,21	27,83	2,50	4,86	36,60
Koumys	2,66	1,83	1,14 alc. 4,09 suc.	0,43	89,10
Kéfir	3,45	1,44	0,75 alc. 2,41 suc.	0,68	91,21
F) MOLLUSQUES, CRUSTACÉS, etc.					
Huîtres	8,7	1,43	—	2,04	80,5
Moules	11,2	1.21	—	1,3	82,2
Escargots	16,1	1,08	—	1,55	79,3
Tortue	16,2	1,16	—	2,91	77,6
Homard	18,13	1,07	—	2,47	77,7
Grenouille	16,4	0,1	—	1,5	80,4
G) CÉRÉALES ET LEURS FARINES					
Blé	12,64	1,41	68,92	1,66	13,37
Seigle	12,90	1,98	68,11	1,93	13,37
Avoine	10,66	4,99	58,37	3,29	12,11
Farine de froment	10,21	0,94	74,71	0,48	13,37
— de seigle	11,57	2,08	68,61	1,14	13,71
— d'orge	11,38	1,53	71,22	0,59	14,83
— d'avoine	9,05	3,80	69,55	1,33	14,21
— de maïs	7,72	7 à 4	60 à 68	1,10	17,40
— de riz	5 à 6,04	0,8 à 4	78 à 83	0,68	14,40

ALIMENTS	ALBUMINOÏDES	GRAISSES	AUTRES MATIÈRES NON AZOTÉES	SELS	EAU
H) PAIN					
Pain de froment (frais)..	7 à 9,3	0,85	46 à 55	0,6 à 1	33 à 40
Pain de seigle...........	6,11	0,43	46,94	1,46	42,27
I) GRAINES DE LÉGUMINEUSES					
Haricots (secs)...........	13,8 à 25	1,95	52,9 à 60,1	2,3 à 4	10 à 20
Lentilles (sèches)........	20,3 à 26,8	2,4 à 1,6	56 à 62	2,5	11 à 13
Pois.....................	18,9 à 24.5	1,2 à 1,4	52,2 à 61,1	2,2 à 3,5	10,6 à 14
Soja.	33,41	17,68	29,31	5,10	9,89
K) TUBERCULES					
Pommes de terre (moy.).	1,3	0,15	20,0	1,0	76,0
Patates..................	1,50	0,3	16,5	2,6	67,3
Manioc..................	1,17	0,4	28,5	0,65	67,6
L) LÉGUMES HERBACÉS TIGES ET RACINES COMESTIBLES CHAMPIGNONS					
Betterave...............	1,34	0,14	8,90	1,14	87,50
Asperge	1,79	0,25	2,63	0,54	93,75
Chou-fleur.............	2,48	0,35	4,55	0,83	90,89
Chou...................	1,89	0,20	4,87	1,23	89,97
Navet..................	1,54	0,21	8.32	0,91	87,8
Carotte................	1,23	0,30	9,17	1,02	86,79
Épinards...............	3,49	0,58	4,44	2,09	88,47
Endive.................	1,46	8,13	1,58	0,78	94,17
Champignons de couche.	4,67	4 à 0,20	3.51	0,46	91,0
Cèpes	4,89	0,65	3,13	0,40	90,6
Truffes	8,60	0,62	8,10	2,31	72,80
M) FRUITS HUILEUX					
Amandes................	24,2	53.7	9 à 7	4,9	5,4
Noix...................	15,77	57,43	13,03	2	7,18
Noisettes...............	17,62	62,60	7,22	2,49	7,11
Châtaignes	4 à 8	0,87	35,6	1,52	53,7
Cacao	8,88	6 à 7	12,44	1,81	5,81

ALIMENTS	EAU	PARTIES SOLUBLES DANS L'EAU				Parties insolubles	
		ALBUMINOÏDES	ACIDES LIBRES	SUCRES	CORPS PECTIQUES	NOYAUX ET ENVELOPPES	CENDRES ET PECTOSES

N) FRUITS SUCRÉS OU ACIDES

ALIMENTS	EAU	ALBUMINOÏDES	ACIDES LIBRES	SUCRES	CORPS PECTIQUES	NOYAUX ET ENVELOPPES	CENDRES ET PECTOSES
Pommes	84,79	0,36	0,82	7,22	5,42	1,51	0,49
Mirabelles	79,4	0,38	0,53	3,97	10,07	4,39	—
Pêches	80	0,65	0,92	4,48	7,17	6,06	—
Abricots	81,2	0,49	1,16	4,69	6,35	5,27	—
Cerises	79,8	0,67	0,91	10,24	1,76	6,07	—
Poires	83,8	0,36	0,20	8,26	3,54	4,30	—
Fraises	87,7	0,54	0,93	6,28	0,48	2,85	—
Raisins	77	0,6	—	14 à 22	—	—	0,53
Dattes	—	0,2	—	61,0	—	—	—

O) LIQUEURS FERMENTÉES : ALCOOL

ALIMENTS	EAU	ALCOOL EN POIDS	EXTRAIT TOTAL	MATIÈRES ALBUMINOÏDES	SUCRES	GOMMES	ACIDES LIBRES	CENDRES
Vin rouge Bordeaux	—	7,80	2,56	0,25	0,30	—	0,57	0,248
Cidre	—	2,92	6,35	—	1,72	—	0,37	0,26
Bière légère	90,53	3,24	6,23	—	0,20	3,52	0,14	0,23
Cognac	—	37 à 48	0,16	—	—	—	0,012 à 0,08	—
Kirsch	—	36,6 à 42,4	—	—	—	—	0,4 à 1,8	—

Application de ces notions à la diététique.

Comme le fait remarquer le Pr Armand Gautier à qui nous avons largement emprunté pour la rédaction de ce paragraphe, ces notions sont très intéressantes au point de vue des applications diététiques ; elles permettent de choisir dans les aliments très variés que nous fournissent les deux règnes, animal et végétal, ceux qui peuvent introduire en plus grande abondance dans notre économie tel ou tel des principes nécessaires, les corps azotés, les principes minéraux, par exemple. Elles nous indiquent comment on peut, au besoin, faire disparaître le plus possible de l'alimentation certaines substances devenues nuisibles : les graisses et les amylacés chez les obèses, les sucres et autres hydrates de carbone chez les diabétiques.

Végétariens et mangeurs de viande.

Ces notions sont très intéressantes encore en ce qu'elles nous montrent que les aliments animaux ne nous apportent pas seuls des substances albuminoïdes et plastiques, pas plus que les végétaux ne nous fournissent à eux seuls les hydrates de carbone ou principes calorigènes ; que la plupart de nos aliments sont formés dans des proportions très variables de principes nutritifs fondamentaux et que, quoi qu'en veuillent les végétariens exclusifs ou les mangeurs de viande obstinés, chacun de nous consomme en fin de compte les mêmes aliments, et, qu'il s'agisse d'une albumine de provenance animale ou végétale, chacun de nous est contraint de se nourrir de cette même substance chimique, l'albumine.

Cependant, il nous faut savoir que ce ne peut être de la simple constitution en principes immédiats fondamentaux des aliments usuels que nous devons seul nous inspirer pour nous nourrir, car il est bien démontré que les principes albuminoïdes ne jouissent point d'une même valeur nutritive, ni d'une même assimilabilité, tout en variant fort peu dans leur composition chimique, il y a d'autres facteurs qui doivent intervenir pour nous guider tels, par exemple, la préparation culinaire dont nous aurons à reparler dans un chapitre prochain, quand, à l'aide des données précédentes, nous établirons la ration alimentaire rationnelle calculée d'après la capacité digestive individuelle; de même qu'intervient cet autre facteur très important, à savoir le mode de fonctionnement des organes digestifs dont nous allons passer en revue les actes physiologiques normaux.

§ 3. — LA DIGESTION

A) *Aperçu général sur les divers actes de la digestion ; leur solidarité*

Telles sont les diverses sources où l'homme peut puiser pour entretenir sa vie, c'est-à-dire pour réaliser ces deux actes simultanés qui constituent l'acte fondamental de la nutrition, à savoir l'assimilation qui a pour but la rénovation et l'accroissement de l'élément vivant et, d'autre part, la désassimilation dont la conséquence est le rejet des substances usées et altérées.

Les êtres unicellulaires se contentent des substances qu'ils trouvent dans le milieu ambiant, bien qu'elles soient différentes de celles qui constituent leur protoplasma ; ils les groupent et les assimilent à l'aide de leurs ferments, rejetant les produits usés ou non utilisés directement dans ce milieu où ils ont puisé leur nourriture. Mais, chez les animaux et chez l'homme en particulier, la différenciation cellulaire exige des transformations plus complexes de la matière première, et c'est une de ces premières transformations qui s'achèveront plus tard dans l'intimité des tissus que font subir aux aliments les divers sucs digestifs. Il s'en faut que ces sucs digestifs parachèvent la transformation nécessaire des aliments pour leur incorporation définitive au protoplasma des divers tissus, mais néanmoins celle qu'ils leur font subir est une des plus importantes, et apprendre à la connaître, c'est posséder une des connaissances essentielles pour régler l'hygiène de l'alimentation. Nous essaierons donc de nous rendre compte, à l'aide des données physiologiques les plus modernes des divers actes de la digestion dont nous allons entreprendre très brièvement la description.

« La digestion est essentiellement un phénomène d'ordre chimique, une réaction résultant du conflit entre les aliments et certains sucs élaborés par le tube digestif, les ferments digestifs, phénomènes chimiques qui sont aidés et préparés par les mouvements du tube digestif et de ses premières voies. »

Jusqu'en ces dernières années considérant le tube digestif comme une fabrique de produits chimiques et ses divers réservoirs comme des vases inertes, comme des cornues dans lesquelles s'accomplissaient les actes chimiques, les physiologistes, pour prendre connaissance des phénomènes si complexes de la digestion, se contentaient d'isoler de l'organisme les divers sucs à l'état de pureté et de déterminer leur action *in vitro* sur les parties constitutives des aliments.

Mais, comme le dit Pawlow cette doctrine de la digestion, édifiée en grande partie par la déduction, présente des lacunes énormes, et il y a un abîme entre ces connaissances acquises de la sorte et la réalité physiologique, qui doit avec l'observation empirique poser les règles d'une saine diététique. Il ne faut donc pas se représenter le mécanisme de la digestion de la façon abstraite dont elle est exposée par les traités de physiologie, mais l'étudier avec les yeux du praticien aidé dans ces observations cliniques par l'observation expérimentale régulièrement conduite.

Ainsi les actes de la digestion n'apparaîtront-ils plus comme de simples actes chimiques ou mécaniques mais comme des actes complexes solidaires les uns des autres qui nous donnent l'image même de la vie.

B) *La mastication*

Les premiers actes de la digestion s'accomplissent dans la cavité buccale. Là, les aliments imbibés par la salive et triturés par les dents subissent l'acte mécanique de la mastication et l'acte chimique de l'assimilation.

En effet quand les aliments sont solides et résistants ils doivent être incisés et broyés ; c'est là le but de la mastication. Cette division mécanique s'effectue à l'aide des dents, dont les unes sont chargées de couper, les autres de déchirer, enfin certaines de broyer.

C) *L'insalivation*

L'acte d'insalivation qui commence avec la mastication dans la cavité buccale se poursuit dans les premières voies digestives et en particulier dans l'estomac. C'est ainsi que dans la bouche il aide à la *dissolution* des aliments et rend possible leur *gustation*, que dans le pharynx et l'œsophage il facilite la *déglutition* par le mucus dont il les enrobe, et qu'enfin dans l'estomac il en *transforme* une certaine variété, les féculents, à l'aide de ferments spéciaux, le ferment amylolytique.

Plusieurs glandes président à ces actes divers ; c'est ainsi que la parotide sécrète un liquide clair destiné à la mastication et que les glandes sous-maxillaires et sublinguales, donnent un liquide filant, muqueux, qui sert à la gustation et à la déglutition.

Les mouvements de mastication mettent en jeu la sécrétion parotidienne, et la quantité de suc sécrété varie avec l'intensité du processus masticatoire et, par suite, avec la nature de l'aliment, suivant qu'il nécessite une mastication plus ou moins prolongée. Ainsi, voit-on chez le cheval la salive, qui est très abondante quand on lui donne de l'avoine, diminuer de moitié quand on lui fournit un aliment moins sec, tel que de l'herbe verte ; et chez l'homme la sécrétion être plus abondante avec du pain rassis qu'avec du pain frais.

De même que la salivation parotidienne apparaît ainsi nettement en relation avec l'acte masticatoire, la salivation des autres glandes apparaît en rapport avec d'autres excitations, revêtant le caractère des actes réflexes.

Ainsi pour la gustation le rôle des substances sapides apparaît-il des plus nettement ; il exige pour se manifester une excitation centripète partie de la langue, un centre réflexe représenté par un ganglion nerveux qui transmet l'ordre aux appareils glandulaires.

« Mais le centre cérébral peut jouer à lui seul un rôle des plus importants ; il peut être mis en jeu sans l'intermédiaire d'une excitation buccale ; tantôt, c'est une idée, un souvenir, un désir qui se traduit par une salivation psychique, résultat d'une représentation d'image ; tantôt, c'est à l'occasion d'excitation portant sur l'odorat, la vue ou même sur l'ouïe, mais cette salivation cérébrale, ce suc psychique qui se produit dans les mêmes conditions et avec les mêmes caractères que la salivation d'origine buccale dure moins longtemps que cette dernière, le réflexe psychique ne tardant pas à s'épuiser. »

Ce n'est point tout : l'acte de la salivation n'est pas seulement mis en jeu par la mastication et la gustation, ou plus simplement par l'idéation, il l'est encore, nous l'avons vu, par l'acte de la déglutition et le Dr Roger a particulièrement insisté dans ces dernières années sur ce point intéressant du réflexe œsophagosalivaire. La signification de ce réflexe est évidente ; quand un corps étranger, dans ce cas particulier le bol alimentaire, s'arrête dans l'œsophage, un flux salivaire se produit qui aide à sa progression.

Mais ce ne sont là que les actes physiques de l'insalivation qui préparent son acte dernier, la transformation chimique d'une certaine variété d'aliments que nous avons appris à connaître sous le nom de féculents, acte chimique qui commence dans la cavité buccale et se poursuit dans l'estomac ; — la principale action de la salive est en effet la saccharification de l'amidon qui s'exerce à la fois sur l'amidon cuit et sur l'amidon cru, mais sur ce dernier d'une façon plus lente que sur le premier.

Ajoutons que des travaux récents du Pr Roger ont montré dans cette salive la présence de deux ferments : la pectinase et l'amylase, le premier liquéfiant l'amidon et le second le transformant en sucre.

D) *La digestion gastrique*

Tels sont les premiers actes de la digestion ; puis le bol alimentaire mastiqué et insalivé est dégluti jusque dans l'estomac où il subit de nouvelles transformations ; tout d'abord, il opère sur les aliments albuminoïdes jusqu'ici inattaqués une sorte de dissociation qui les rend plus aptes à l'action des sucs qu'il sécrète.

Méthodes d'extraction du suc gastrique.

On sait qu'il est facile de se procurer du suc gastrique. Depuis l'époque déjà lointaine où Spallanzani faisait avaler aux animaux des éponges qu'il retirait de leur estomac lorsqu'elles en étaient imbibées, on a modifié le mode d'obtention de ce liquide. Chez l'homme on le retire, en effet, facilement à l'aide d'une sonde et d'une poire en caoutchouc faisant aspiration (tube de Faucher, par exemple) ; chez les animaux, soit en pratiquant une fistule gastrique qui a l'inconvénient de donner un suc mélangé d'aliments et de sécrétions bucco-œsophagiennes, soit, procédés de beaucoup préférables, en isolant par la méthode d'Heidenhain, de Pawlow, de Frémont ou d'Hepp une petite portion d'estomac qui, conservant ses nerfs et ses vaisseaux, sécrète un suc absolument pur, identique comme composition à celui du grand estomac duquel on l'a isolé.

Conditions de la sécrétion gastrique.

Par ces dernières méthodes et surtout par la méthode de Pawlow on peut facilement se rendre compte que le début de l'activité sécrétoire des glandes gastriques est en rapport avec l'entrée des aliments dans le tube digestif; de plus, que la quantité de suc sécrété est proportionnelle à la quantité d'aliment ingéré. .

Ainsi, pour 100 gr. de viande crue, on trouve 26^{cc} de suc
     —   200 gr.   —   — 40^{cc} —
     —   400 gr.   —   — 106^{cc} —

que cette quantité varie non seulement suivant la quantité, mais suivant la qualité de l'aliment ingéré. Ainsi pour une même quantité des aliments suivants on trouve :

Repas mixte.........	62^{cc}	Pain...................	37^{cc}
Viande..............	56^{cc}	Lait	33^{cc}
Œuf...............	53^{cc}	Lard.................	15^{cc}

que cette sécrétion ne se poursuit point depuis le début jusqu'à la fin de l'acte de la digestion d'une façon régulière, mais que le travail glandulaire suit une marche déterminée; c'est-à-dire suivant une courbe qui va s'élevant plus ou moins rapidement, puis conserve quelque temps une certaine valeur pour se terminer peu à peu brusquement; et cela variant avec chaque sorte d'aliment.

Il y a plus encore ; on sait qu'à chaque sorte d'aliment correspond une activité spécifique des glandes gastriques avec des propriétés spécifiques des sucs sécrétés. Ainsi le suc sécrété sous l'influence du pain est celui qui possède la force digestive la plus grande; le suc de pain a un pouvoir peptique plus considérable que le suc de viande, lequel, à son tour, a un pouvoir peptique plus grand que le suc de lait.

Ne sont-ce pas là des notions importantes à connaître pour l'étude de l'hygiène des dyspeptiques, puisque en se basant sur elles on saura d'une façon logique faire fonctionner normalement l'estomac sans exiger de lui un surmenage inutile capable d'entraîner à sa suite le dérèglement de cette fonction, c'est-à-dire la dyspepsie.

L'influence du système nerveux dans la sécrétion gastrique.

La physiologie nous apprend encore, chose également importante pour la diététique, quel est le rôle du système nerveux dans la sécrétion gastrique. Il nous montre l'influence de la provocation psychique sur la sécrétion gastrique, comment le désir passionné de l'aliment, c'est-à-dire l'appétit, produit un effet sécrétoire des plus abondants ; l'expérience du repas fictif chez un chien gastrotomisé à fistule œsophagienne en est la meilleure preuve ; elle nous apprend l'influence du moral sur le physique et doit nous servir de guide dans notre hygiène morale des dyspeptiques.

De même, les excitations gustatives ont une influence marquée sur les sécrétions gastriques, et en considérant les expériences récentes de Pawlow, on admire la finesse d'observation d'un Brillat-Savarin, quand il nous montre l'influence sur l'appétit d'un bouilli sec et dur, d'un morceau de veau et d'un faisan cuit à point.

Les divers excitants de la sécrétion gastrique.

Toujours à l'aide du procédé de l'estomac isolé, on a pu mettre en évidence les actions variées des divers excitants mécaniques ou chimiques sur l'appareil glandulaire, desquels on peut tirer des applications pratiques pour l'établissement des régimes.

Ainsi, nous apprendrons par le tableau suivant la valeur sécrétoire des divers aliments :

FAISANT SÉCRÉTER	RESTANT SANS EFFET SUR LA SÉCRÉTION	INHIBANT LA SÉCRÉTION
Extrait de viande	Viande de bœuf	Huile d'olive
Viande crue	Albumine d'œuf	Crème
Suc de viande	Amidon	Glycérine
Bouillon	Graisses solides	Chlorure de sodium
Gélatine	Acide chlorhydrique	
Peptone	Bicarbonate de soude	
Lait		
Eau		
Alcool		
Dextrine		

Les ferments du suc gastrique.

Ainsi nous venons de passer en revue très rapidement les modifications quantitatives du suc gastrique et nous avons entr'aperçu ces changements qualitatifs; il nous faut insister sur ce dernier point, c'est-à-dire rechercher quelles sont les propriétés de ce suc gastrique et quel est le rôle des ferments qu'il contient.

Le ferment principal, c'est le pepsine, colloïde positif, ferment protéolytique, qui digère les albuminoïdes, mais seulement en milieu acide. On a pu étudier l'activité de la pepsine en appréciant la puissance digestive d'un liquide gastrique d'après la liquéfaction plus ou moins abondante de petits cylindres albumineux renfermés dans des tubes mis à l'étuve à 37°. Ainsi, on a pu voir que la quantité de pepsine est en raison inverse de la digestibilité de l'aliment, qu'elle est, comme nous l'avons dit plus haut, plus abondante avec le pain qu'avec la viande, avec la viande qu'avec le lait, qu'elle est plus abondante si l'on donne des albumines végétales qui se digèrent moins facilement que les albumines animales; enfin, réciproquement, sa force digestive diminue quand on augmente la quantité de l'aliment, et quand s'accumulent les produits de la digestion.

A côté de la pepsine qui transforme les albuminoïdes après une série de dégradations successives dont les divers termes sont les syntonines et les propeptones ou peptones directement assimilables, existe un autre ferment, appelé ferment lab qui coagule la caséine et digère le lait; les sels alcalino-terreux favorisent sa formation, et c'est en conséquence, à juste titre, qu'on ajoute l'eau de chaux au lait chez les malades qui digèrent difficilement cet aliment.

Enfin, il se pourrait encore que l'estomac sécrète un ferment lipolytique capable de transformer les graisses, admis par certains et nié par la plupart; voire même un ferment amylolytique capable d'exercer une action sur les féculents en milieu légèrement acide, et dont, par suite, l'effet se surajoute à ceux de la ptyaline qui se continuent jusque dans le fond de l'estomac. Néanmoins, cette dernière action semble être entravée par la présence de l'acide chlorhydrique qui au contraire favorise l'action de la pepsine.

L'acide du suc gastrique.

Cet acide joue ainsi un grand rôle dans le fonctionnement de l'estomac et nous avons déjà vu que certaines classifications des dyspepsies sont basées sur la plus ou moins grande abondance de ce produit dans l'estomac. Il nous semble donc intéressant de rappeler quelles sont les conditions qui font varier ses proportions. L'une des plus nettes parmi celles-ci paraît être l'influence du régime; car chez les herbivores l'acidité est moindre que chez les carnivores; chez le cheval, elle atteint 1/000; chez le chien 3 à 4/000 et chez l'homme, animal omnivore, elle oscille entre 1 et 2/000.

C'est aux dépens du NaCl ingéré avec les aliments que se forme l'acide chlorhydrique; le sel est donc indispensable au fonctionnement régulier de l'estomac et si on en augmente la quantité, on provoque l'hyperchlorhydrie, comme réciproquement en la diminuant on peut diminuer du même coup les accidents hyperchlorhydriques. Les excitations psychiques, le suc des aliments, leur odeur et surtout l'acte de manger en provoquent la sécrétion; de même les aliments introduits dans l'estomac, mais cela dans des proportions variables suivant leur qualité; c'est ainsi que la teneur en acide est plus considérable avec la viande qu'avec le lait, avec le lait qu'avec le pain, avec le pain qu'avec les graisses.

Le froid semble diminuer la poussée chlorhydrique de l'estomac tandis que le chaud l'augmente; les courants électriques favorisent sa production, l'acide chlorhydrique médicinal agit de même; de même le bicarbonate de soude à petite dose tandis qu'à forte dose il la diminue.

Enfin ajoutons encore que cette sécrétion, ainsi que nous l'avons établi nous-même, est sous la dépendance du système nerveux sympathique en sorte que l'hydrothérapie qui a une telle action sur lui modifie par son intermédiaire sa sécrétion déréglée. Toutes ces notions sont, on le voit, de première importance pour l'hygiène des dyspeptiques, puisqu'elles permettent, comme nous le verrons plus loin, des applications pratiques à la prophylaxie et au traitement de ces malades.

L'estomac moteur et sensitif.

Mais les sécrétions de l'estomac et leurs variations, suivant telle ou telle cause ne sont pas les seules notions utiles pour nous à connaître; l'estomac n'est pas, comme nous l'avons dit déjà, un vase inerte où s'accomplissent des processus chimiques variés; il sent, il se meut, et l'étude de ses fonctions sensitives et motrices nous importe également car leur dérèglement qui va généralement de pair avec les précédentes sont facteurs au même titre des troubles dyspeptiques.

Les mouvements de l'estomac peuvent s'étudier soit à l'aide des fistules gastriques ou duodénales qui en permettant de mesurer la plus ou moins grande rapidité du passage des aliments permettent du même coup d'en déduire l'intensité des contractions de l'estomac; soit à l'aide de manomètres ou d'ampoules élastiques qui permettent d'enregistrer d'une façon graphique les mouvements; soit encore, méthode beaucoup plus intéressante parce que applicable à l'homme vivant, en utilisant les rayons Rœntgen et l'ombre sur l'écran fluorescent d'un repas bismuthé qui, en dessinant les limites de l'estomac, permet d'en suivre facilement tous les déplacements.

On admettait jadis que les mouvements de l'estomac déterminaient un brassage continuel des aliments; aujourd'hui on sait que ces mouvements diffèrent totalement suivant la région qu'on envisage, que la région cardiaque comprenant le fond de l'estomac semble relativement immobile eu égard à la région pylorique où s'accomplissent des mouvements péristaltiques intenses.

La résultante de ces divers mouvements est, d'une part, la distribution des aliments dans la cavité gastrique, et, d'autre part, leur évacuation par le pylore, orifice qui fait communiquer l'estomac avec l'intestin.

Pour ce qui est de la distribution des aliments dans l'estomac, on constate qu'au bout d'un temps variable les aliments introduits les premiers s'appliquent sur la paroi et y forment une couche protectrice, en sorte que le suc gastrique ne pénètre point jusqu'au centre de la masse, qui reste alcaline et où l'action amylolytique de la salive peut continuer facilement.

Ainsi, la digestion commence à la périphérie et à mesure qu'elle s'avance les aliments sont repoussés vers l'entonnoir pylorique ; c'est là que s'accomplissent les véritables mouvements de l'estomac et ceux qui nous intéressent particulièrement. Là se produisent des ondes péristaltiques revenant périodiquement seulement quand les aliments commencent à être liquéfiés et transformés ; contractions qui peuvent être arrêtées, comme les sécrétions, par une perturbation nerveuse : le jeu ou la colère, par exemple.

Quant à l'évacuation gastrique, c'est-à-dire au jeu de l'orifice pylorique, il varie avec les substances introduites et cela est intéressant pour nous indiquer le temps que séjourne dans l'estomac tel ou tel aliment. Ainsi l'on sait qu'une solution de sel marin isotonique est rejetée rapidement par une série d'éjaculations, tandis qu'une solution hypotonique est plus lente à évacuer et qu'une hypertonique stagne longtemps ; ou encore qu'une solution acide ferme le sphincter ; on sait encore que les hydrates de carbone passent très vite, les albumines plus lentement et les graisses encore plus.

Tous ces mouvements de l'estomac ont évidemment une certaine autonomie tenant aux centres ganglionnaires qui l'innervent, puisque sorti de la cavité abdominale et privé de connexions physiologiques cet organe continue à se contracter d'une façon régulière; mais néanmoins cette contraction est influencée considérablement par l'action du pneumogastrique et du sympathique et cette influence du système nerveux est importante à retenir pour les modifications possibles de cette motricité dans un but hygiénique approprié.

Enfin, ajoutons encore, notions importantes pour l'hygiène, que le chaud influence d'une façon favorable ces contractions tandis que le froid les arrête, que les courants faradiques d'intensité moyenne les provoquent tandis que trop forts ils les entravent, que parmi les excitants chimiques, les produits de la digestion gastrique, c'est-à-dire les peptones, doivent être placés en première ligne ; que l'acide chlorhydrique à un taux physiologique les favorise, tandis que trop dilué ou trop concentré il les ralentit ou les suspend. Il en est de même pour un grand nombre de substances médicamenteuses et c'est le rôle du thérapeute de savoir les proportionner au fonctionnement normal et régulier de cet organe.

Mais voici assez parlé de l'estomac, car s'il tient vraiment une place prépondérante dans les actes de la digestion, ce magister gaster, comme on l'appelait jadis, il n'est pas le seul à jouer un rôle; et l'intestin et particulièrement le duodénum l'ont dans ces dernières années un peu fait déchoir de son rang. Nous allons donc maintenant avoir à passer en revue les actes digestifs qui s'accomplissent dans ce dernier organe et dont les modifications sont également la cause de dyspepsies importantes.

E) *La digestion intestinale*

Lorsque la phase gastrique de leur digestion est terminée, les aliments sont déversés dans le duodénum où ils vont y subir, comme on sait, leurs principales transformations sous l'influence du suc pancréatique, dont les trois ferments : trypsine ou ferment protéolytique, lipase ou ferment lipolytique, amylase ou ferment amylolytique, devront respectivement peptoniser les matières albuminoïdes, saponifier les graisses, solubiliser les féculents.

On sait que la bile joue également un certain rôle dans ces élaborations. Mais récemment on a appris en outre que le suc intestinal et plus particulièrement le suc duodénal y prend une large part. C'est l'étude de cette digestion intestinale que nous voulons tenter de faire, pour montrer ensuite comment le dérèglement de son bon fonctionnement peut entraîner à sa suite des dyspepsies variées, dyspepsies dites intestinales, ou peut-être plus exactement, dans certains cas, dyspepsies duodénales, comme nous avons cherché nous-mêmes à l'établir dans plusieurs travaux.

L'individualisation anatomique du duodénum.

En effet, si l'absorption des aliments s'accomplit plutôt dans la partie terminale de l'intestin, dans sa première portion se passent des actes digestifs de la plus haute importance. Il y a là, au-dessous de l'estomac, comme une seconde poche digestive, bien individualisée anatomiquement et physiologiquement, le duodénum.

Anatomiquement, qu'on le suive dans la série animale avec Cuvier, on voit que chez tous les animaux il présente un calibre plus considérable que le reste de l'intestin grêle et une figure moins régulièrement cylindrique, qu'il est plus rouge de vaisseaux, plus riche en cryptes muqueuses (ce sont les glandes de Brünner), qu'il est distinct encore par la fixité de ces replis hors du mésentère et parce qu'il reçoit dans sa cavité les sucs pancréatique et biliaire, enfin que s'il présente comme le reste de l'intestin grêle une double couche de fibres musculaires longitudinales et circulaires, celles-ci sont plus sensibles dans le duodénum, alors qu'on les aperçoit très difficilement dans la plus grande partie de l'intestin grêle.

En d'autres termes, le duodénum constitue une anse d'intestin d'un volume plus considérable que les autres, douée d'une musculature relativement puissante, présentant une vascularisation particulière des glandes sécrétrices spéciales et se limitant quelques centimètres au-dessous de l'abouchement des canaux pancréatiques et cholédoques, distinct déjà, ainsi, chez l'embryon de l'anse ombilicale qui lui fait suite et qui présente un calibre moindre, une musculature à peine existante, aucune glande sécrétrice spéciale et une irrigation toute différente.

On pourrait pousser encore plus loin cette individualisation anatomique du duodénum et avec Ochsner et Thuerer décrire à une distance variable de l'abouchement du cholédoque et du Wirsung un épaississement de la paroi dû à une augmentation considérable des fibres musculaires formant là, non point un pylore à proprement parler, mais en raison de la diffusion assez grande des fibres, une sorte de large sphincter dont le rôle physiologique est vraisemblablement de maintenir le chyme dans le duodénum assez longtemps pour préparer un mélange complet avec la bile et le suc pancréatique, comme le pylore a pour objet de maintenir le contenu de l'estomac pour une bonne digestion gastrique et la valvule iléo-cœcale de maintenir le contenu de l'intestin grêle pour une résorption suffisante.

Ainsi les actions physiologiques si importantes qui doivent se passer dans le duodénum peuvent-elles s'y accomplir normalement ?

La spécificité physiologique du duodénum.

Ces fonctions sont très complexes. En effet, si nous savons depuis longtemps déjà que les aliments, au préalable modifiés par la salive et le suc gastrique su-

bissent en ce point de leur traversée digestive une nouvelle transformation sous l'influence des sucs biliaires
et pancréatiques qui s'y déversent et auxquels se joint
dans un sens analogue le suc des glandes de Brunner,
récemment, des expérimentateurs, à la suite des travaux de Pawlow, nous ont montré encore quel rôle
spécifique avait la muqueuse duodénale qui sécrète à
la fois un suc capable d'exciter la sécrétion biliaire et
pancréatique et un suc capable de renforcer les ferments
trypsique et lipasique du pancréas, l'*entérokinase*.

Expliquons-nous un instant sur ces deux points :
Pawlow avait observé que le contact de chaque acide
avec la muqueuse duodénale déterminait une sécrétion
pancréatique plus abondante et interprétait cette action dans le sens d'un acte réflexe. Mais Bayliss et Starling ayant injecté dans la circulation générale un extrait
de macération acide duodénale obtinrent également
une sécrétion pancréatique très abondante et en con-
clurent, contrairement à l'auteur précédent, qu'il ne
s'agissait pas d'une action réflexe, mais d'un mécanisme humoral, et donnèrent à l'extrait qui le mettait
en branle le nom de sécrétine.

A leur suite un grand nombre d'auteurs démontrè-
rent que la sécrétine active non seulement la sécrétion
biliaire, mais aussi la sécrétion du pancréas et de l'intestin, et qu'elle aide même à la motricité de ce dernier organe (Enriquez et Hallion).

Presque en même temps que ces découvertes sur le

rôle spécial du duodénum, Pawlow nous fit voir que sans suc duodénal les ferments protéolytiques du pancréas sont incapables de transformer les albumines, et que la trypsine reste inactive si elle n'est point mise en mouvement par le suc duodénal, l'entérokinase; de même Conheim nous montra le rôle de l'*érepsine* sur les albumines et ainsi en regard de son individualisation anatomique le duodénum nous apparaît avec une spécificité physiologique et, par conséquent, avec une pathologie propre que nous chercherons à isoler plus loin pour en indiquer par la suite le remède.

La digestion biliaire et pancréatique.

La bile, que l'on peut recueillir aisément chez le chien à l'aide d'une fistule établie dans la vésicule du foie suivant la méthode de Dastre, est un liquide clair dont la couleur tire tantôt sur le jaune et tantôt sur le vert, d'odeur spéciale, de saveur nauséeuse et amère, contenant dans sa composition des acides, des pigments, de la mucine, de la cholestérine, et une réserve de sel de soude, de potasse, de chaux, de magnésie et de fer.

Par elle-même, la bile n'a guère de propriétés digestives particulières; mais, par contre, elle aide à la digestion des graisses dans l'intestin, et son action combinée à celle du suc pancréatique est indispensable pour cette opération; on peut mettre ce fait en évidence de diverses façons; nous nous y sommes employés pour notre part dans divers travaux sur lesquels nous avons

basé n os méthodes d'exploration fonctionnelle du foie
par l'examen des fèces; mais l'expérience de Dastre
est tout à fait probante, qui, chez un chien, abouchant
la vésicule biliaire à 60 centimètres au-dessous du canal
pancréatique, a constaté que quand l'animal est en digestion de graisses, les chylifères ne deviennent lactes-
cents qu'à partir de l'endroit où la bile coule dans
l'intestin.

Ainsi, la bile seule pas plus que le suc pancréatique
seul ne sont aptes à opérer la digestion des graisses. Toutefois au suc pancréatique est dévolu sur
les matières grasses neutres une double action : 1º une
action physique, l'*émulsion*, c'est-à-dire que si l'on
ajoute à quelques centimètres cubes d'huile neutre une
goutte de suc pancréatique et si l'on agite le mélange,
l'huile est divisée en une infinité de petits globules qui
donnent au liquide un aspect laiteux ; 2º une action
chimique, la *saponification*, c'est-à-dire que le suc pancréatique dédouble les graisses neutres en acides gras et
en savons grâce à un ferment spécial, le ferment sapo-
nifiant dit lipase ou stéapsine.

De plus ce suc pancréatique par deux autres ferments,
l'un l'amylase, l'autre la maltase, transforme les amylacés en dextrine et en maltose puis en glucose, de même
qu'il transforme les albuminoïdes en peptones et en
acides amidés par l'intermédiaire du ferment tryptique.

La muqueuse de l'intestin, membrane d'absorption.

Tels sont les importants actes digestifs qui s'accomplissent dans les parties supérieures de l'intestin ; ainsi transformés, les aliments sont rendus assimilables et c'est dans le reste de l'intestin grêle et dans une partie du gros intestin qu'ils vont être absorbés ; c'est au niveau de l'intestin grêle que cette absorption est la plus active ; la muqueuse présente en effet une structure en rapport avec ses fonctions, elle offre de nombreux plis et val- vules conniventes, et des villosités qui augmentent sa surface de contact avec les aliments.

Ces dernières sont des sortes de papilles allongées contenant en leur centre un espace creux terminé en ampoule du côté de l'extrémité et s'ouvrant de l'autre dans le réseau lymphatique de la muqueuse, c'est le chylifère central entouré de capillaires nombreux. On ne saurait mieux comparer ces villosités qu'aux radi- celles des plantes qui plongent dans le sol pour absor- ber les substances nutritives qui y sont en dissolution ; elles plongent en effet, pour ainsi dire, dans le milieu intestinal pour y puiser les aliments nutritifs qui y sont à l'état assimilable.

Cette absorption se fait par un mécanisme d'osmose, en vertu d'une force de propulsion élective particu- lière développée par la paroi intestinale elle-même, et toutes les causes qui peuvent atteindre la vitalité de cette membrane diminuent la puissance élective dont elle est capable au profit des forces osmotiques qui l'emportent.

Nous n'insisterons point davantage sur ces phénomènes d'absorption en essayant d'établir sous quel mode les diverses substances nutritives pénètrent dans la muqueuse, cette notion importante du rôle vital qu'elle peut jouer en dehors de toute force physique, nous est pour nous, hygiéniste, suffisante à retenir, car elle nous montre par là même la nécessité d'une muqueuse inaltérée dans sa vitalité pour un bon fonctionnement physiologique.

Les mouvements de l'intestin.

Mais l'intestin n'est point seulement une surface sécrétante et résorbante, il est encore un organe moteur et de cette dernière fonction dépendent des actes très importants pour une bonne digestion. Apprenons donc à connaître la physiologie normale des mouvements de l'intestin qui nous servira de guide dans nos règles d'hygiène des dyspeptiques.

L'intestin nous présente à considérer, outre les mouvements vermiculaires que l'on peut voir chez un animal qu'on vient de sacrifier et dont on met les intestins à l'air, des mouvements variés, les uns pendulaires, les autres circulaires, enfin des ondes péristaltiques, et même antipéristaltiques s'il y a obstacle aux premières. Certains agents provoquent ces mouvements intestinaux et, dans des expériences très bien conduites, Roger a pu montrer que tandis qu'une solution de chlorure de sodium n'entraîne que des mouvements minuscules, l'injection de peptone, ou de glycose, détermine au contraire des mouvements très accentués, avec un rythme spécial, sorte de rythme couplé caractérisé par une première contraction énergique suivie d'une deuxième contraction plus faible et persistant fort longtemps.

En examinant les tracés qui accompagnent ces expériences on voit nettement que les mouvements des diverses parties de l'intestin ne sont point synchrones, que chaque anse se contracte pour son propre compte et jouit ainsi d'une certaine indépendance fonctionnelle. On a pu ainsi déterminer que les mouvements péristaltiques font progresser les aliments à une vitesse d'environ 27 centimètres à l'heure, c'est-à-dire qu'il faut environ 3 heures pour que les aliments parviennent à l'intestin grêle.

Ainsi, les véritables excitants de la motricité intestinale sont représentés par les substances alimentaires ou plus exactement par leurs dérivés ; nous venons d'en avoir un exemple pour les peptones et le glycose ; nous avons déjà dit plus haut le rôle de la muqueuse acide duodénale dans la contraction de l'intestin ; les acides, en effet, semblent exagérer les mouvements de cet organe ; l'acide lactique, l'acide acétique opèrent dans ce sens. Les gaz acide carbonique, hydrogène sulfuré sont excito-moteurs ; les excitations mécaniques de la muqueuse provoquent également des contractions plus ou moins marquées, et c'est cette propriété que l'on met en œuvre en se servant en diététique, pour éviter la constipation, de certaines graines dont l'effet mécanique provoque l'évacuation.

Les excitations électriques produisent des effets très efficaces suivant l'intensité du courant; les courants faibles provoquent une onde, les courants forts déterminent une contraction locale; les courants galvaniques semblent agir plus énergiquement que les courants faradiques; et ces derniers peuvent être utilisés avec profit au cours de certaines entérites avec constipation opiniâtre; je n'en veux pour preuve que les méthodes si ingénieusement proposées par mon collègue Delherm dans une série de travaux qui font autorité en la matière.

Tous ces mouvements de l'intestin semblent être sous l'influence du système nerveux et c'est un petit plexus décrit par Auerbach, situé sous la muqueuse, qui les règle et les dirige; mais ce plexus lui-même est sous la dépendance des nerfs pneumogastriques excito-moteurs et splanchniques, inhibiteurs, dont les centres sont situés dans les noyaux du névraxe.

Ajoutons encore que ces divers mouvements péristaltiques de l'intestin peuvent s'exagérer dans certaines circonstances pathologiques sous l'influence de substances mal élaborées, exemple les violentes coliques qui accompagnent les indigestions; les putréfactions exagérées du bol alimentaire, les fermentations acides ou gazeuses opèrent de même en provoquant des mouvements pénibles; d'autres fois un trouble nerveux, une émotion amènera des contractions violentes, enfin les purgatifs finissent toujours par augmenter le péristaltisme, d'où la réprobation de Trousseau à leur égard.

A côté de l'exaspération des mouvements, il faut faire place à la contracture, au spasme qui tantôt est localisé, tantôt étendu à la totalité de l'intestin, et entraîne une constipation souvent fort tenace. A l'inverse des états précédents on place la paralysie des muscles intestinaux qui peut être longue ou chronique, déterminée dans ce dernier cas par une atonie musculaire qui entraîne elle aussi une forme assez rebelle de constipation. Ce sont ces deux variétés de spasme et d'atonie musculaire de l'intestin qui donnent aux constipés ces deux aspects du ventre si particuliers que les spécialistes désignent sous le nom d'*intestin en chiffon* ou d'*intestin en corde*.

Les microbes de l'intestin.

Mais il n'y a pas dans l'intestin qu'à considérer ses mouvements et ses sécrétions au point de vue des règles d'hygiène à en déduire; il y a aussi une flore microbienne des plus abondantes et des plus variées qu'il est nécessaire d'envisager, car elle change avec l'alimentation et si quelques espèces bactériennes sont utiles à la digestion, d'autres, par leur présence, peuvent déterminer des troubles pathologiques qu'on est en état d'éviter en réglant cette alimentation.

Si l'on envisage d'abord le rôle physiologique des

bactéries dans la digestion, on sait que c'est Pasteur qui le premier a soulevé le problème et s'est demandé si ces microorganismes n'étaient pas indispensables pour la digestion normale.

Toute une série de travaux inspirés de ces idées ont tenté de les résoudre ; il a été facile de démontrer qu'ils empruntent au contenu intestinal les matériaux nécessaires à leur végétation en faisant subir aux substances plus ou moins complexes qui le composent une série de mutations qui les transforment en corps de plus en plus simples ; c'est ainsi que les bactéries protéolytiques transforment les matériaux albuminoïdes alimentaires, et que d'autres microbes opèrent sur les substances hydrocarbonées.

Cependant Nuttal et Thierfelder ont pu réaliser par des expériences une digestion absolument stérile des diverses sortes d'aliments. Ils ont pu, extrayant des petits cobayes du ventre de la femelle par une opération ovarienne, nourrir ceux-ci avec des aliments stériles et les élever sans grand dommage ; ils ont ainsi pu établir que de jeunes mammifères peuvent sans aucun concours de microbes, uniquement grâce à leurs sucs digestifs propres, utiliser les aliments.

La question de l'utilité de la flore intestinale dans l'acte de la digestion n'est donc point totalement résolue par ces faits contradictoires, il en ressort néanmoins ceci, c'est que leur rôle est de peu d'importance normalement ; au reste, il semble difficile de subordonner un acte physiologique aussi nécessaire que la digestion au hasard des germes venus de l'extérieur.

Enfin des recherches récentes montrent nettement que l'intestin grêle de l'homme, c'est-à-dire la partie où s'accomplissent les actes les plus importants de la digestion, présente une flore microbienne moins riche que les autres parties. Aussi, Metchnikoff croit-il avec quelque raison que, d'une part, le fait que la flore intestinale est le moins développée dans l'intestin grêle, que, d'autre part, le fait que l'action antiseptique du suc pancréatique associé au suc intestinal semblent plaider hautement contre la thèse qui soutient que les microbes intestinaux ont une importance considérable dans la vie des animaux. Ainsi donc, le rôle de la flore bactérienne dans la digestion, à l'heure actuelle encore discuté, semble être bien secondaire. Mais voici que leur action physiologique va cependant apparaître des plus utiles si l'on s'en rapporte aux travaux récents des élèves de Metchnikoff et particulièrement d'Henri Tissier.

Cet auteur a, en effet, démontré que certains microbes intestinaux, notamment le Bacillus bifidus, ont une fonction des plus importantes, non pas en favorisant la digestion et l'assimilation, mais en agissant sur les représentants nuisibles de la flore intestinale, contre lesquels ils ont une action empêchante, particulièrement sur les microbes de la putréfaction.

Ainsi, dans l'intestin, il peut y avoir des microbes

faisant l'office de bons microbes vis-à-vis des mauvais dont ils annihilent le pouvoir; il est des microorganismes pathogènes à action bien établie; enfin, il existe d'autres microorganismes qui, inutiles dans des conditions normales, peuvent devenir par leur abondance globale ou leur prédominance spéciale des microbes nuisibles, voire même à leur tour pathogènes.

Les poisons de l'intestin, l'auto-intoxication intestinale.

C'est ainsi qu'à l'heure actuelle un certain nombre d'auteurs considèrent ces derniers non point comme pathogènes par leur action propre spécifique, ni par leur association, mais par le mécanisme plus complexe et encore mal élucidé des auto-intoxications intestinales dont ils sont l'unique cause.

L'auto-intoxication d'origine intestinale est comme un empoisonnement général de l'organisme dû à l'absorption des substances toxiques formées anormalement dans le tube digestif par suite de la multiplication des microbes, de la fermentation et de la putréfaction du résidu alimentaire mal digéré sous l'action saccharifiante et protéolytique des bactéries préexistantes dans l'intestin, c'est une sorte d'empoisonnement endogène.

Tandis que les ferments digestifs se bornent à décomposer les substances digérables et utilisables en une série de produits plus aptes à être absorbés et assimilés, sans enlever à tous ces produits leur valeur dynamique et alimentaire, la digestion des aliments, par l'action dissolvante et de dédoublement des bactéries protéolytiques et saccharifiantes anormalement développées dans l'intestin, est une digestion irrégulière, ajoutée ou intercalée inutilement et au détriment de la digestion physiologique par l'action des ferments.

La digestion bactérienne profite plus aux microbes qu'à l'organisme qui les héberge ou plutôt aux dépens duquel ils vivent; bien plus, elle lui devient préjudiciable, soit directement par leur action propre, soit indirectement par l'action des toxines ou des poisons qu'ils sécrètent ou qui se forment au moment de la fermentation et de la putréfaction des aliments.

Ces toxines et ces poisons une fois en contact avec les organes de la digestion les troublent d'abord dans leurs fonctions et les empêchent d'exercer leur action digestive physiologique sur les aliments et finissent ensuite par les enflammer et les altérer dans leur texture histologique; de plus quand les substances toxiques intestinales sont absorbées et passent dans la circulation générale, quand elles arrivent à être en contact avec les cellules, les tissus et les organes, alors tout l'organisme, comme tout à l'heure l'appareil digestif, sera troublé dans ses fonctions d'abord, enflammé et altéré dans sa texture histologique ensuite, si les auto-intoxications sont intenses et se répètent souvent.

Ainsi, suivant les idées de Metchnikoff, l'individu est-il sans cesse empoisonné par les toxines microbiennes qui séjournent dans l'intestin sans pouvoir atteindre une vieillesse physiologique et le terme fatal de l'existence

humaine fixé par la nature à des âges plus avancés. Il
y a donc intérêt à connaître ces notions de physiologie
pathologique pour en tenir compte dans l'hygiène des
dyspeptiques; nous aurons l'occasion de revenir dans
un chapitre prochain sur les régimes alimentaires capables de modifier au mieux des intérêts de l'organisme
cette flore microbienne dont l'importance nous apparaît si considérable dans les désordres du tube digestif.

F) *La défécation*

En terminant cet aperçu physiologique de la digestion, nous dirons encore un mot du dernier acte de cette
fonction auquel il est important de veiller pour éviter
bien des troubles dyspeptiques; je veux parler de la
défécation. En effet, quand nos aliments ont franchi
la valvule de Bauhin, la digestion peut-être considérée
comme terminée; cependant commence la progression
à travers les trois parties du colon, pendant laquelle les
matières résiduelles se séparent des dernières portions
de substances utilisables que l'absorption achève de
leur enlever et prennent la forme et la consistance qui
sont adaptées à leur expulsion définitive par l'anus.

Cette expulsion des produits d'excrétion du tube
gastro-intestinal au dehors, est un acte réflexe excité par
une sensation locale, mais que la volonté peut tempo-
rairement suspendre ou laisser se produire. Ainsi, nous
voyons nettement l'intervention de la volonté dans la
régulation de cet acte, puisque bien que l'excitation

provienne de l'état de plénitude ou de tension du rectum, celle-ci détermine toujours un besoin conscient, en sorte que si la volonté n'est pas consentante, les sphincters, dont le tissu retient le bol fécal qui tend à descendre, exagèrent leurs contractions, refoulent même ce dernier, et le besoin peut cesser.

D'où ce précepte d'hygiène qu'il faut se présenter à heure fixe à la garde-robe et ne jamais se soustraire, autant que les convenances mondaines le permettent, aux besoins de la nature ; c'est souvent ainsi qu'on entraîne des troubles de la fonction pouvant aboutir à des constipations plus ou moins opiniâtres dont les retentissements sur l'organisme peuvent lui être préjudiciables.

CONCLUSIONS

___

De tout cet exposé sur la physiologie générale de
l'alimentation, nous déduisons en somme *a priori* que
les dyspepsies envisagées comme des troubles de fonctionnement normal du tube digestif peuvent tenir
soit à des fautes d'alimentation, soit à des fautes dans
l'acte de la digestion.

C'est ainsi qu'une alimentation trop abondante ou
trop pauvre, dyspepsie de suralimentation ou dyspepsie
d'inanition, ou encore qu'une alimentation trop uniforme ou trop variée, mal choisie ou mal préparée,
entraînera des dyspepsies qu'on pourrait dire de collège
ou de restaurant ; on pourrait y ajouter celles des
grands dîners, car souvent, dans ces divers cas, le mode
de préparation culinaire est défectueux ou, tout au
moins pour le dernier cas, mal approprié à la puissance
des organes digestifs.

De même une mauvaise régulation des actes normaux
de la digestion produit des dyspepsies multiples de
mastication, de salivation, des dyspepsies gastriques
par hyper- ou hypofonctionnement de l'estomac, des

dyspepsies intestinales par insuffisance ou par exagération du fonctionnement de l'intestin. Et si nous
nous rappelons l'influence du psychique sur le physique, nous verrons s'ajouter à ces diverses causes du
dérèglement des fonctions digestives le défaut d'idéation, d'appétit, de dégustation qui doivent être à la
base de nos actes alimentaires.

Le plaisir de la table doit aider au fonctionnement
de la digestion au même titre que l'exercice, que le climat, que le vêtement et diverses habitudes dont nous
passerons en revue l'influence certaine dans le prochain
chapitre, consacré aux moyens à mettre en œuvre
pour éviter d'être dyspeptique ou pour s'en guérir quand
on l'est devenu.

DEUXIÈME PARTIE

POUR ÉVITER DE DEVENIR DYSPEPTIQUE

CHAPITRE I

LA RATION ALIMENTAIRE

§ Ier. — APERÇU GÉNÉRAL

Nous avons vu dans le chapitre précédent, d'une façon très générale, la physiologie de l'alimentation ; il nous faut maintenant dans ce paragraphe adapter ces connaissances acquises à l'étude de la ration alimentaire normale et suffisante, c'est-à-dire profitant de ce que nous savons de la valeur des aliments et du fonctionnement du tube digestif adapter à la capacité de ce dernier une quantité d'aliments convenablement choisis pour répondre suivant l'âge, le sexe et la profession tant à l'entretien et au développement du corps qu'à la production du travail et de l'énergie.

Pour établir cette ration, il est nécessaire de connaître quatre données principales : 1° *Le pouvoir nutritif* de chaque aliment donné, lequel pouvoir est *fixe* et, nous l'avons vu dans le chapitre précédent, est proportionnel à la quantité de matériaux absorbables qu'il contient.

2° *Le pouvoir de digestibilité* de cet aliment qui, lui, est variable suivant la forme sous laquelle il se présente dans notre alimentation; d'où la nécessité de connaître la transformation que font subir aux éléments constituants des aliments leurs divers modes de préparation. C'est ce qu'un paragraphe spécial nous apprendra à connaître plus loin. Retenons tout de suite ce fait que nous aurons l'occasion de développer ultérieurement qu'il n'y a aucun rapport entre l'état de digestibilité d'un aliment et son pouvoir nutritif, les aliments les plus digestifs n'étant pas les plus nourrissants.

3° La troisième donnée générale nécessaire pour l'établissement d'un régime alimentaire et que nous allons étudier dans ce paragraphe est la connaissance de *l'état de nutrition* à peu près constant chez les individus de même âge, de même sexe et de même profession. Cet état de nutrition s'établit par la connaissance du bilan nutritif général et, quoiqu'il puisse présenter quelques écarts suivant les individus, on peut néanmoins d'une façon approximative l'établir d'après la moyenne des états nutritifs des individus de même âge, de même sexe et de même profession considérés comme sains, absolument comme on établit le pouvoir nutritif des aliments d'après la moyenne des éléments simples contenus dans chacun d'eux.

4° Par contre il est une quatrième donnée qui, elle, est éminemment variable, et dont on ne tient pas compte, en général, dans les livres de diététique, c'est *le pouvoir digestif des individus*. Il est comme l'état de digestibilité des aliments qui varie avec le mode de préparation culinaire variable lui aussi avec le fonctionnement du tube digestif. Il se mesure d'après ce que nous avons appelé le bilan digestif personnel pour l'opposer au précédent, le bilan nutritif général.

Ce bilan qui se recherche, comme nous y avons insisté l'un des premiers dans plusieurs ouvrages spéciaux, par l'analyse des garde-robes mesurant l'utilisation des aliments d'un repas d'épreuve donné par la constatation des résidus fécaux qui leur correspondent, ce bilan, dis-je, est du plus haut intérêt à connaître pour le médecin qui veut faire une bonne diététique car il n'y a aucun rapport entre le pouvoir digestif d'un individu et son état de nutrition, le premier dépendant d'un organe, le second de l'organisme tout entier.

Dans ce livre qui s'adresse au public en général, et non aux médecins, nous ne pouvons que faire entrevoir cette dernière donnée, car elle est du ressort de notre pratique médicale, et la méconnaître et l'ignorer pour établir un régime est, à l'heure actuelle, en diététique une hérésie grossière; peut-être est-ce à ce fait que certains médecins étrangers à qui cette pratique est plus familière ont acquis dans le public une grande réputation pour l'établissement des régimes.

Néanmoins, dans ce paragraphe, nous envisagerons successivement ces deux principes importants qui servent de base à l'établissement de la ration alimentaire rationnelle adaptée à la capacité digestive individuelle, en montrant, d'une part, ce qu'est le *bilan nutritif* général d'un individu que mesure l'examen des urines et, d'autre part, ce qu'est son *bilan digestif* personnel que mesure l'examen des garde-robes.

§ 2. — DÉFINITION DE LA RATION ALIMENTAIRE. APPRÉCIATION THÉORIQUE DE SA VALEUR PAR LE CALCUL DE LA TENEUR DES ALIMENTS EN PRINCIPES NUTRITIFS PRIMORDIAUX ET PAR L'ÉTUDE DE LA CALORIMÉTRIE.

Mais, voyons d'abord ce que c'est que la ration d'entretien. Nous en emprunterons la définition à Bourget qui, dans une conférence récente à la Société vaudoise de Lausanne, l'a fort bien définie dans les lignes suivantes qui ne sont pas dénuées d'un certain esprit d'humorisme.

L'homme machine.

Quand on s'occupe, dit-il, d'alimentation et de nutrition, on finit toujours par considérer l'homme comme une machine à laquelle on fournit un combustible coûteux et dont on réclame la restitution en travail. Tous les physiologistes ont comparé la machine humaine à la machine-outil de l'industriel, comparaison très fertile en découvertes.

En effet, la machine-outil utilise différents combustibles suivant les pays, le plus souvent de la houille dont la combustion produira la chaleur qui elle-même, mettant en action les forces expansives de la vapeur d'eau par exemple, sera transformée en travail.

L'industriel a grand intérêt à connaître la valeur de son combustible, à savoir combien il peut fournir de chaleur et par conséquent de travail.

Le prix de revient de la matière fabriquée sera en partie fixé d'après la quantité de combustible employé. Le physicien est arrivé à fixer exactement la valeur des combustibles et il s'est servi pour les apprécier d'une unité qu'il a appelée calorie.

La calorie représente la quantité de combustible (ou de chaleur) nécessaire pour élever d'un degré un litre d'eau distillée. L'industriel qui connaîtra la valeur en calories de la houille qu'il achète saura donc tout de suite le rendement en travail qu'il peut en attendre. Il mettra dans le foyer de sa chaudière une certaine quantité de cette houille, et la machine à vapeur va lui fournir un travail qu'on aura pu calculer d'avance.

Les produits de la combustion s'échapperont par la cheminée de l'usine sous forme de gaz divers, acide carbonique, azote, vapeur d'eau, dont nous voyons planer les panaches noirs ou blancs sur les cheminées des usines entourant les grands centres industriels. Dans le cendrier resteront les cendres et les scories incombustibles; on dit souvent que la machine dévore son combustible, comparant ainsi la houille à un aliment.

Cette comparaison est juste et peut être assez exactement appliquée à la machine humaine. Ici, la houille sera remplacée par des aliments, albumine, graisses, hydrates de carbone que la machine va réellement dévorer. Le foyer de la machine est représenté par l'estomac et l'intestin. La pelle à charbon du chauffeur est remplacée par une cuiller ou une fourchette.

Les combustibles.

Le combustible, aliment ainsi élégamment introduit dans le four, va y subir des transformations spéciales sur tout le parcours du tube digestif.

Les albumines subiront surtout la digestion stomacale et seront transformées en peptones, tandis que les graisses et les farineux attendent d'être dans le petit intestin pour être les premières transformées en savons, émulsionnées, et les seconds, en sucres. Cette transformation en peptones et en sucres et cette saponification se fait de la même manière que les matières premières proviennent du règne animal ou du règne végétal.

Peptones, sucres, savons sont les matières résorbables par la muqueuse de l'intestin et ce sont ces substances qui vont réellement subir une combustion dans tout notre organisme. Cette combustion se fera sous l'influence de l'oxygène introduit par la respiration. Lorsque le chauffeur veut activer la combustion dans le foyer de la machine, il ouvre les prises d'air de manière que celui-ci circule en plus grande abondance.

L'homme fait de même en précipitant les mouvements

respiratoires et en absorbant ainsi davantage d'oxygène. Cette combustion sera la source du travail musculaire et de la chaleur animale. Le combustible qui activera le travail musculaire est fourni par les hydrates de carbone c'est-à-dire le sucre provenant de la digestion des farineux. La combustion des graisses fournit la chaleur. Les albumines peptones servent surtout à réparer la machine, c'est-à-dire à la reconstruction du corps.

Leur valeur en calories.

Tout comme pour la houille et le bois, nous connaissons aussi la valeur en calories des différents aliments. Nous savons que 100 grammes d'hydrates de carbone, de sucre par exemple, valent 410 calories ; — 100 grammes d'albumine ont la même valeur tandis que 100 grammes de graisses équivalent à 930 calories. D'autre part, nous savons qu'un homme adulte travaillant normalement a besoin pour accomplir sa tâche et soutenir son existence d'au moins 3.000 calories, chiffre naturellement qui n'est pas immuable, mais varie suivant le climat, le sexe, la taille, l'âge et le travail exigé de l'organisme, de même qu'il variera avec l'état de santé et de maladie.

Un enfant qui grandit et développe rapidement son corps aura besoin d'un nombre de calories relativement plus élevé qu'un vieillard au déclin de la vie. En tenant compte de ces causes de variation, nous possédons dans ces données un moyen très simple de calculer la ration journalière de tel ou tel individu. Un homme au repos a besoin de 35 calories par kilogramme et un homme au travail de 45 calories par kilogramme. Ainsi, un homme de 75 kilogrammes a besoin de $75 \times 45 = 3.375$ calories.

Ajoutons qu'il s'agit là du poids physiologique, celui qu'on obtient en multipliant la taille par la constante 0,4. Un homme qui mesure 1 m. 72, par exemple, doit peser 68 à 69 kilogrammes. S'il n'atteint pas ce chiffre ou s'il le dépasse, il n'est plus en équilibre physiologique, mais qu'il pèse 50 ou 100 kilogrammes, on lui calculera sa ration sur la base de 68 kilogrammes.

« D'après les physiologistes, ajoute-t-il plaisamment, la femme doit se contenter de 30 à 35 calories par kilogramme. N'est-ce pas encore là une injustice de l'homme vis-à-vis de la femme, tous les physiologistes étant des hommes. On lui diminue sa ration de 10 calories par kilogramme; puis on lui reprochera d'avoir un cerveau plus léger, accusant une différence de 250 à 300 grammes au moins sur celui de l'homme. Et cela suffit pour que l'homme lui interdise de participer aux votations populaires. »

Telles sont, résumées en un style plaisant, les connaissances générales qui doivent nous guider dans nos considérations sur la valeur de la ration alimentaire.

Les études calorimétriques d'Atwater.

Ainsi, nous voyons que la détermination de la quantité moyenne d'aliments nécessaires au fonctionnement d'un homme au repos relatif, c'est-à-dire ne faisant que le travail indispensable à son entretien se fait : 1º en déterminant le poids de son alimentation moyenne et des principes qui la composent et multipliant leurs poids par les coefficients d'utilisation calorifique de chacun d'eux ; — 2º en calculant les besoins que crée la dépense d'énergie représentée par la chaleur perdue par rayonnement, par évaporation aqueuse pulmonaire ou cutanée, par le travail de dilatation respiratoire de la cage thoracique, enfin par les petites dépenses difficiles à apprécier exactement répondant aux légers et multiples travaux d'un homme en santé fonctionnant librement, mais ne faisant que l'exercice indispensable pour vivre.

Grâce aux travaux d'Atwater, on a pu faire tous ces calculs exactement, c'est-à-dire mesurer totalement sous forme de chaleur les pertes d'énergie de l'homme vivant, fonctionnant et travaillant pour les comparer à l'énergie fournie par les aliments.

Pour cela il a imaginé une chambre calorimétrique dans laquelle le sujet mange, travaille, dort pendant plusieurs jours, y vivant sainement au sein d'un air sans cesse renouvelé et maintenu à la température constante, tandis que s'inscrivent et se recueillent au dehors les quantités de chaleur perdue, de travail effectué, d'oxygène absorbé, d'eau, d'acide carbonique, d'excrétions perdues par lui.

Grâce aux observations de cet expérimentateur, on

a pu d'une façon très exacte connaître les proportions sous lesquelles chaque sorte de principe alimentaire est utilisé par l'homme en état de santé; nous savons

Calories produites par la destruction dans l'économie de 1 gr. de divers principes alimentaires fondamentaux
d'après ATWATER

ORIGINES	Calories pour 1 gr. de protéides désassimilé dans l'économie	Calories pour 1 gr. de graisse détruit dans les tissus	Calories pour 1 gr. d'hydrates de carbone désassimilé
Viandes de mammifères ou de poissons	4.25	9.00	»
Œufs	4.35	9.00	»
Lait et dérivés	4.25	8.80	3.80
Moyenne de la nourriture animale	**4.25**	**8.95**	**3.80**
Pain et céréales	3.70	8 35	4.10
Légumes en grains	3.20	8.25	4.05
Légumes verts	2.90	8.35	3.85
Fruits	3.15	8.35	4.10
Sucre	»	»	4.00
Amidon	»	».	3.60
Moyenne de la nourriture végétale	**3.55**	**8.35**	**4.00**
Moyenne de la nourriture mixte	**4.00**	**8.90**	**4.00**

dans quelle mesure les principes albumineux propres à reconstituer les protoplasmas d'une part, les corps

ternaires de réserve, les sucres et graisses qui constituent la principale source d'énergie dont dispose notre
organisme doivent lui être fournis par l'alimentation
journalière.

C'est ainsi qu'il est établi que notre machine humaine
pour son entretien consomme chaque jour 107 grammes
d'albuminoïdes, 65 grammes de graisses et 407 grammes de sucres ou d'amidon, ou, ce qui revient au même,
environ 3.000 calories. Si donc nous connaissons la
valeur en calories des diverses substances qui constituent la base de notre alimentation, nous saurons tout
de suite par un facile calcul dans quelle proportion il
nous faudra avoir recours à chacune d'elles pour obtenir le rendement en travail que nous sommes en droit
d'attendre.

L'équivalence des aliments ou les régimes isodynames.

A considérer le tableau précédent et en prenant à la
lettre les raisonnements qui l'accompagnent, on pourrait
se demander si les trois sortes de principes organiques
nutritifs que l'on trouve dans toute alimentation complète et libre sont bien réellement indispensables, si
leur association dans des proportions déterminées par
l'examen des faits n'est pas un peu fortuite et si tels ou
tels de ces principes ne pourraient pas se remplacer
les uns les autres; c'est là ce que les physiologistes
étudient sous le nom d'isodynamie ou équivalence
des aliments. On dit que deux rations alimentaires
sont isodynames lorsque, quelle que soit leur com-

position relative, leur énergie totale répond au même nombre de calories; c'est ainsi que les quantités de principes alimentaires suivants sont isodynames :

	QUANTITÉS DÉTRUITES	CHALEUR CORRESPONDANTE PRODUITE DANS L'ORGANISME
Graisse	100 gr.	930 calories
Albumine musculaire	243	"
Légumine	257	"
Sucre de canne	234	"
Glycérine	256	"

(Armand Gautier : L'alimentation et les régimes).

Les régimes isodynames étant, par définition, ceux qui produisent en se détruisant dans l'économie des quantités d'énergie égale, il est facile de les calculer d'après les chiffres précédents. Mais ces régimes isodynames ont-ils réellement même valeur? Peut-on remplacer dans le régime alimentaire une proportion de graisse, de sucre, d'amidon les uns par les autres en quantité isodyname, et surtout peut-on les remplacer par leur poids isodyname d'albumine et réciproquement.

C'est une question qui présente un haut intérêt pratique, quoique la valeur vénale de chaque espèce d'aliments diffère suivant son origine, étant donné que le prix des substances albuminoïdes utilisées par l'homme est généralement beaucoup plus élevé que celui des aliments gras ou amylacés, calculé au poids isodyname, et que ce prix de revient influe, pour une grande part, sur la composition, la quantité, et, par conséquent, l'efficacité des régimes généralement adoptés.

Malheureusement, l'expérimentation et l'observation ont démontré d'une façon certaine que l'usage exclusif d'un des trois ordres de substances alimentaires ne peut suffire pour entretenir la vie et maintenir l'équilibre nutritif et que la proportion d'albumine par rapport aux autres substances alimentaires doit être à peu près de 1 à 5, comme les chiffres d'Atwater, que nous relations plus haut, l'indiquent nettement.

Toutefois, il ne faudrait pas prendre ces données numériques qui donnent aux phénomènes une apparence d'exactitude pour l'image de la réalité. Dans la pratique rien n'est moins précis que cette notion de la ration d'entretien.

Beaucoup de facteurs peuvent intervenir pour les modifier, l'âge, le sexe, le poids, la surface, la composition du corps, les professions, le climat, voilà autant de causes capables de les faire varier. En sorte que si cette ration d'entretien doit être en quelque sorte la base théorique de la prescription des régimes, elle est loin d'avoir la précision qu'on pourrait lui supposer au premier abord et il faut savoir dans chaque cas particulier discuter les causes multiples qui doivent l'élever ou l'abaisser au-dessus de la normale. C'est là ce que nous apprend dans la pratique l'établissement du bilan nutritif par l'examen des urines.

§ 3. — APPRÉCIATION PRATIQUE DE LA VALEUR DE LA RATION ALIMENTAIRE PAR L'ÉTABLISSEMENT DU BILAN NUTRITIF ET D'APRÈS LA CAPACITÉ DIGESTIVE INDIVIDUELLE.

L'établissement du bilan nutritif par l'examen des urines (rapports d'échange, coefficients urinaires).

La méthode d'établissement du bilan nutritif par l'examen des urines est fondée sur la détermination des coefficients urinaires. Avec une bonne analyse d'urine, on peut, comme le dit le Pr Albert Robin, lire en quelque sorte dans la nutrition et dans ses actes si multiples, et savoir comment tout individu s'alimente, assimile et désassimile; on peut, en effet, mesurer les actes généraux des échanges organiques comme à l'inspection des cendres d'un foyer on juge de la nature du combustible et de l'intensité de la combustion.

Cette méthode consiste à doser les principaux éléments des urines et à tirer de leur valeur et de leurs rapports généraux l'indication du mode de fonctionnement de l'économie; nous ne ferons qu'indiquer ici ces principaux rapports.

Ce sont, par exemple, le rapport entre l'azote excrété sous forme d'urée et l'azote total des urines, dit coefficient azoturique qui mesure l'utilisation des produits azotés assimilables; c'est encore le rapport de l'urée aux matières organiques totales constituant le coefficient d'utilisation organique; ou bien le rapport de l'acide phosphorique à l'azote total qui permet de suivre la fixation ou la désassimilation du phosphore dans l'économie, le rapport du soufre des sulfates au soufre total qui mesure d'une façon indirecte l'oxydation plus ou moins complète des substances albuminoïdes, parce qu'il donne le coefficient d'oxydation du soufre et que l'on sait que la majeure partie du soufre alimentaire provient des aliments albuminoïdes, enfin c'est le rapport des matières minérales aux matières fixes et totales qui indique l'état de minéralisation plus ou moins considérable de nos tissus et par suite peut fournir le principe d'une médication reminéralisante.

Tels sont les moyens habituels dans la pratique avec lesquels on peut mesurer le bilan nutritif général, et par conséquent adapter aux besoins de la machine humaine la ration d'entretien; c'est-à-dire fournir à cette machine la quantité et la proportion des substances des trois ordres (albumine, hydrate de carbone, et graisses) nécessaires pour entretenir la vie, tout en subvenant à ses dépenses, sans qu'elle gagne ni perde de son poids, ses éléments constitutifs demeurant entre eux dans un rapport physiologique, avec une structure et une composition absolument normale.

L'établissement de la capacité digestive individuelle par l'examen des fèces (formules coprologiques).

Mais ce n'est là qu'un des moyens pratiques, car de

même que l'on ne peut calculer le pouvoir nutritif réel d'un aliment qu'en ne tenant compte que de sa constitution chimique sans faire état de son pouvoir de digestibilité, de même on ne peut établir une alimentation rationnelle sur les seules données des besoins de la nutrition d'un sujet, sans faire état de sa capacité digestive individuelle.

C'est ce dernier que mesure l'examen des fèces. Et de même que nous étudierons dans un paragraphe prochain la valeur digestible de chacun de nos aliments usuels variable suivant sa provenance et son mode de préparation culinaire, nous allons étudier ici en quelques lignes la façon d'établir le bilan digestif personnel, ce qu'on pourrait appeler le bilan coprologique.

Pour cela, on part de la connaissance d'un repas d'épreuve logiquement composé, mettant en jeu l'activité spéciale des différentes glandes intestinales dont on désire connaître la valeur fonctionnelle. D'autre part, on utilise un moyen commode de délimiter aussi exactement que possible les résidus fécaux correspondant à ce repas.

Dans notre pratique, nous avons établi ainsi un repas d'épreuve adopté par la plupart ici en France, repas correspondant à la capacité digestive d'un homme normal et tel qu'en cas de bonne digestion on ne doit retrouver qu'avec peine des aliments ingérés sous la forme où ils ont été donnés, que ceux-ci doivent tous être transformés et pour la plupart utilisés, en sorte que le degré d'utilisation de ces aliments nous renseigne sur le fonctionnement de l'intestin et de ses glandes. Voici la composition de notre repas d'épreuve et voici comment on peut le préparer.

Pain blanc...................	100 gr.
Viande de bœuf.............	60 gr.
Beurre.....................	20 à 30 gr.
Lait.......................	300 à 500 gr.
Pommes de terre	100 gr.

La viande est préparée sur le gril à peine cuite, saignante, et présentée avec une partie de beurre frais sur la table au moment de servir ; elle doit être coupée en très petits morceaux et bien mastiquée. Si l'appétit du malade lui empêche de la prendre sous cette forme, on peut la lui préparer sous forme de boulettes de viande crue, pulpée, hachée et aromatisée légèrement avec un peu de cognac. — Les pommes de terre sont cuites à l'eau, écrasées en purée et préparées au lait avec un peu de beurre. Le restant du lait sert de boisson. Le restant du beurre est mangé en tartine sur le pain.

Quant au mode de délimitation des fèces, il est très simple ; il a recours à l'emploi de la poudre de carmin mélangée au repas d'épreuve et administrée sous forme de cachets au commencement, au milieu et à la fin du repas à la dose de 0 gr. 30 environ.

Ce repas doit être pris à jeun ou assez longtemps après l'absorption du repas précédent, en général, le matin, au petit lever, le dernier repas frugal ayant été fait la veille au soir à 7 heures par exemple. On reconnaît facilement les matières colorées en rouge par le carmin qui correspondent au repas d'épreuve et on les recueille en totalité. Et ensuite, suivant l'ordre d'un modèle d'analyse que nous avons établi, on calcule la durée de la traversée digestive, on examine ces fèces au point de vue de leurs caractères physiques généraux, au point de vue macroscopique, microscopique, chimique, au besoin bactériologique ; et du syndrôme coprologique ainsi constaté peuvent être tirées des conclusions diététiques suivant des formules au préalable déterminées par l'observation clinique et l'expérimentation.

Cette méthode d'exploration fonctionnelle de l'intestin peut donc, en nous révélant des troubles purement fonctionnels dans la digestion, servir de guide sûr pour l'établissement d'une diététique rationnelle calculée d'après la capacité digestive individuelle. En effet, tel individu utilisera très bien les graisses alors que tel autre, par une adaptation physiologique insoupçonnée sans l'examen des fèces, abandonnera dans ses selles des déchets considérables ; celui-ci transformera merveilleusement tous les aliments albuminoïdes, celui-là, au contraire, en laissera perdre les 2/3 ou les 3/4.

Ce sont ces diverses conformations digestives que l'analyse régulière des matières fécales permet de reconnaître et de diagnostiquer. Ainsi le praticien peut-il en cas de besoin calculer chez ces malades l'alimentation qui leur convient, suivant leur capacité digestive, augmenter ce qu'ils utilisent, diminuer ce qu'ils ne peuvent absorber, fort de ce principe lapidaire que l'homme ne vit point de ce qu'il ingère mais de ce qu'il digère.

Telles sont les deux méthodes dont nous disposons pour apprécier la valeur non plus théorique mais pratique de la ration alimentaire, méthodes dont l'application peut servir de guide dans l'hygiène des dyspeptiques.

CHAPITRE II

LA DIGESTIBILITÉ DES ALIMENTS
LEURS PRÉPARATIONS CULINAIRES

Ainsi, pour éviter la dyspepsie, nous savons déjà nous appuyer sur certaines bases ; à savoir le calcul de la ration alimentaire envisagée d'après le pouvoir nutritif des aliments, le pouvoir digestif des individus, et leur besoin nutritif. Il nous reste encore à connaître une donnée très importante, c'est celle du pouvoir de digestibilité des aliments, variable non seulement avec la composition de l'aliment, mais encore avec le mode de préparation sous lequel il est présenté dans notre alimentation. C'est dans cet esprit et en nous plaçant au point de vue pratique que nous allons passer en revue les principaux aliments usuels.

§ Ier. — LA DIGESTIBILITÉ DES ALIMENTS ENVISAGÉE A UN POINT DE VUE GÉNÉRAL

En parcourant le tube digestif, les matières alimentaires subissent, comme nous l'avons vu, sous l'influence de l'action des ferments salivaires, stomacaux et intestinaux, des transformations qui les rendent aptes à être résorbés par les parois de l'intestin. Elles sont dès lors, non pas encore assimilées, mais digérées et l'on peut pour chaque aliment ou principe alimentaire mesurer cette digestibilité par l'inverse du temps qui est nécessaire pour le transformer en matériaux aptes à franchir les parois de l'intestin.

Cette digestibilité, comme le dit Armand Gautier, est surtout intéressante à comparer entre principes de même espèce : amidon de nature et d'origines différentes, dextrines et sucres spéciaux ; graisses diverses, huiles animales et végétales, principes albumineux originaires des divers organes ; aliments empruntés aux animaux ou aux plantes, et pouvant avoir subi certaines préparations telles que viande crue, bouillie, rôtie, fumée, etc.

Digestibilité stomacale.

Il faut distinguer la digestibilité stomacale, bien entendu, de la digestibilité intestinale, les ferments de l'estomac et de l'intestin agissant différemment sur chaque principe alimentaire et ce qui se passe dans le premier de ces organes ne pouvant en rien servir de mesure à ce qui se produit dans le second. Ainsi rappellerons-nous d'abord les travaux de Leube concernant la digestibilité gastrique, car il est nécessaire d'être renseigné pour l'établissement d'un régime sur le temps moyen que dans les circonstances ordinaires exige la digestion stomacale de telle ou telle matière alimentaire, l'estomac ne devant recevoir en règle géné-

Temps moyen nécessaire à l'estomac pour renvoyer à l'intestin les diverses matières alimentaires qu'il digère (d'après Penzoldt) :

A. *Boisson*

	Quantité en grammes	Temps en heures
Eau pure.....	100 à 200	1 à 2
	300 à 500	2 à 3
Infusion de thé	200	1 à 2
Café........	200	1 à 2
Cidre.......	200	1 à 2
Vin ordinaire .	200	2 à 3
Bouillon......	200	1 à 2

B. *Viandes*

	Quantité en grammes	Temps en heures
Bifteck	100	3 à 4
Rôti de bœuf.......	250	4 à 5
Viande de bœuf bouil.	250	3 à 4
— cru..	250	3 à 4
Jambon	160	3 à 4
Rôti de veau.......	100	3 à 4
Ris de veau et cervelle	250	2 à 3
Viande fumée	100	4 à 5
Lièvre rôti........	250	4 à 5
Oie..............	250	4 à 5
Canard...........	250	4 à 5
Poulet	250	3 à 4
Pigeon...........	195	3 à 4
Perdreau	230	3 à 4

C. *Lait, œufs, bouillon*

	Quantité en grammes	Temps en heures
Lait bouilli...	100 à 200	1 à 2
Œuf coque...	100	1 à 2
Bouil. de viand.	200	1 à 2

D. *Poisson*

	Quantité en grammes	Temps en heures
Carpe............	200	2 à 3
Brochet	200	2 à 3
Saumon	200	3 à 4
Harengs fumés......	200	4 à 5

E. *Légumes cuits et salades*

	Quantité en grammes	Temps en heures
Pommes de terre....	150	2 à 3
Choux-fleurs	150	2 à 3
Asperges..........	150	2 à 3
Riz	150	2 à 3
Carottes	150	3 à 4
Epinards..........	150	3 à 4
Haricots verts.......	150	4 à 5
Pois..............	150	4 à 5
Lentilles..........	150	4 à 5
Salade............	150	3 à 4

F. *Pain et biscuit*

	Quantité en grammes	Temps en heures
Pain blanc frais ou sec	70	2 à 3
Pain de seigle.......	150	3 à 4
Biscuit...........	150	3 à 4

G. *Fruits*

	Quantité en grammes	Temps en heures
Pommes..........	150	3 à 4
Cerises	150	2 à 4

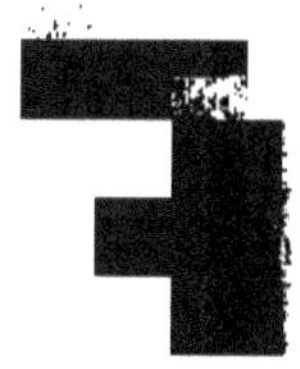

rale de nouveaux aliments qu'après s'être débarrassé de ceux du repas précédent.

> Des mets indigérés le pénible fardeau
> Ne doit point s'aggraver d'un aliment nouveau.
>
> (DOMERGUE.)

« Toutes réserves faites, ajoute au tableau descriptif précédent Armand Gautier à qui nous l'empruntons, nous voyons que les aliments qui passent le plus rapidement de l'estomac dans l'intestin sont les boissons alimentaires ; viennent ensuite le lait, les œufs à la coque, les fruits cuits, les biscuits, les cervelles et le ris de veau, le poisson bouilli. Se placent à la suite le riz, les légumes herbacés, et presque au même rang la viande crue ou cuite et la volaille. Les viandes grasses, le gibier, quelques légumes, le poisson salé et les poissons très gras sont les aliments les moins faciles à digérer. »

La digestibilité intestinale.

Mais pour avoir quitté l'estomac et être pénétrés dans l'intestin les aliments ne sont pas pour cela digérés ; il reste à connaître leur coefficient d'utilisation intestinale, en d'autres termes le quantum qui dans les conditions ordinaires est utilisé et résorbé et la proportion qui reste indigérée, puis est rejetée au dehors.

D'après Atwater, les coefficients d'utilisation intestinale des principes alimentaires de diverses origines sont les suivants :

PRINCIPES	UTILISÉS POUR 100 PARTIES		
	Albumin.	Graisses	Hyd. de carb.
Empruntés aux viandes, œufs et lait.	97	95	98
— aux céréales	85	90	98
— aux légumes en grains	78	90	97
— aux légumes herbacés	83	90	95
— aux fruits	85	90	90
— amidon	»	»	98
— sucre	»	»	98
Moyenne pour l'alimentation :			
animale	97	95	98
végétale	85	90	97
mixte ordinaire	92	95	97

Ces recherches d'Atwater démontrent que le quantum d'utilisation de quantités égales d'albuminoïdes, de graisses ou d'amylacés empruntés à diverses origines est loin de s'équivaloir. L'intestin les utilise chacune très différemment et les matières d'origine animale sont toujours mieux digérées et absorbées que celles que nous fournissent les plantes. De tous les aliments c'est la viande et le poisson qui nous apportent les albuminoïdes sous la forme la mieux utilisable : 97,3 % de ces principes traversent l'intestin et arrivent au sang. Sur 100 parties de caséine du lait 95 seulement sont absorbées. Mais si nous empruntons les albuminoïdes au pain, sur 100 parties de gluten calculé sec, 78 traversent l'intestin et passent dans le chyle; enfin il n'en passe que 81 à 60 % si nous empruntons les protéides aux légumes proprement dits.

L'expérience journalière confirme ces recherches de laboratoire; tout le monde sait en effet que les légumes nourrissent moins bien que la viande; mais on voit ici de plus et de façon précise qu'ils nourrissent moins bien à poids égal d'albuminoïdes; dans le rapport de 85 à 97 ou de 87,5 aliments végétaux à 100 aliments d'origine animale.

§ 2. — LA PRÉPARATION CULINAIRE DES ALIMENTS

Définition.

Le but de la cuisine est de transformer la nourriture naturelle que les végétaux et les animaux offrent à l'homme en une nourriture artificielle, plus savoureuse, et de changer ainsi en un plaisir par l'excitation de l'appétence, l'alimentation qui est une nécessité; elle a de plus un autre résultat qui est d'en modifier et le plus souvent d'en améliorer la digestibilité. Cette préparation des aliments constitue ainsi par ce dernier côté une sorte de digestion artificielle préliminaire qui précède et facilite la digestion naturelle définitive.

« L'eau, la chaleur, les assaisonnements divers et les aliments sont les trois principaux agents de la préparation des aliments. Mais il semble que la chaleur en soit l'agent essentiel, car l'eau n'est que très rarement employée froide et les assaisonnements et condiments ne sont pas toujours utilisés. C'est au contraire grâce à la chaleur que l'eau produit ses meilleurs effets de solution et de désagrégation ; c'est grâce à elle que certains condiments peuvent être employés facilement ; c'est elle enfin qui détermine, sans la présence de l'eau, mais quelquefois en présence des graisses, des beurres, et des huiles, les modifications les plus importantes dans les substances alimentaires. Aussi pourrait-on presque dire que la *cuisine* est l'art de bien *cuire* les aliments, quoique à la vérité l'eau, les graisses et tous les assaisonnements soient fréquemment indispensables. »

Les principaux procédés de cuisson.

Les principaux procédés de cuisson des aliments sont le rôtissage, le fournage et braisage ou cuisson par l'air chaud et la vapeur d'eau, la cuisson par l'eau bouillante et, enfin, la friture.

Le rôtissage se fait à feu nu, ce sont les viandes que l'on traite ainsi ; le feu saisit et coagule la superficie du morceau de viande et il se forme une enveloppe qui s'oppose à la déperdition des jus de la viande ; il se produit en même temps de l'osmazone, sorte d'arome particulier, agréable et stimulant des fonctions digestives.

Le rôtissage est complet quand l'albumine est entièrement coagulée ; il est incomplet (procédé anglais) quand la viande reste saignante au centre ; ce dernier procédé est meilleur pour les viandes absolument saines, car elles restent tendres, succulentes 'et savoureuses. Des rôtis proprement dits, il faut rapprocher les simples grillades, côtelettes, biftecks, poissons grillés, pommes rôties, et aussi pommes de terre et coquillages cuits sous la cendre, etc.

Le procédé de cuisson par l'air chaud n'est guère employé que pour le pain, la viande, les fruits mis au four. C'est ce qu'on appelle le fournage. On peut en rapprocher le braisage; pour les viandes dites braisées, on enferme l'aliment avec un peu d'eau, du beurre, des légumes quelquefois, dans une casserole à couvercle que l'on chauffe dessus et dessous, ou bien dans une cocotte munie de son four de campagne. Les conditions sont alors exactement les mêmes que dans la cuisson au four de boulanger, il se forme de la vapeur d'eau qui, maintenue dans le vase à peu près complètement clos, imprègne et cuit les aliments sans s'emparer de leurs principes alibiles solubles et conserve l'arome des viandes. L'art des ragoûts qui se perd de plus en plus, car il exige beaucoup de temps et de soins, emploie des procédés qui se rapprochent de ceux du braisage, quoique les ragoûts achèvent, en réalité, leur cuisson dans la sauce formée surtout d'eau bouillante aromatisée par des roux, des coulés, des purées, des jus concentrés, etc... et à l'air libre.

La cuisson par l'eau bouillante consiste à faire cuire ensemble, dans un vase rempli d'eau et de quelques condiments appropriés, la viande et les légumes. La viande perd une partie de ses principes nutritifs, devient filandreuse et moins sapide, mais le bouillon contient ce que la viande et les légumes ont laissé dissoudre.

La friture à la graisse, au beurre, à l'huile, s'obtient en dehors de la présence de l'eau. On fait bouillir la graisse ou l'huile de la friture, et, quand le liquide est en pleine ébullition, on y plonge pendant un temps variable l'aliment à cuire. Dans ce procédé, cependant, et malgré la haute température de la friture, les aliments ne sont pas toujours parfaitement cuits, parce qu'on les y laisse trop peu de temps, dans la crainte de les voir dessécher ou carboniser.

Ajoutons à ces procédés divers de cuisson, les modes de conservation de la viande tels que le boucanage ou dessiccation de la viande au soleil, le fumage qui s'obtient en exposant de la viande à la fumée de bois vert, le salage qui se fait en plongeant la viande dans le sel, qui ajoutent à cette conservation des aliments un goût particulier, très prisé de certains amateurs.

Mais en voilà assez sur ces descriptions purement culinaires qui sont du domaine des cuisines et des gourmets et examinons maintenant la valeur physiologique de ces procédés qui rentrent dans notre domaine d'hygiéniste.

Leur influence sur la digestibilité des aliments.

La cuisson détermine, en effet, des modifications physiques et chimiques dans la composition des aliments qui, tout en leur donnant une meilleure appétence, ou leur permettant la stérilisation et la conservation, en améliorent d'une façon variable la digestibilité.

La cuisson des matières albuminoïdes les rend en général plus difficilement attaquables par le suc gastrique. En effet, dans les mêmes conditions et le même temps, du suc artificiel dissout, d'après Linossier,

    Viande de bœuf crue...... .... 76 0/0
    Viande bouillie..................... 30 0/0
    Viande rôtie....................... 23 0/0

Plus la cuisson est prolongée, plus difficile est la dissolution d'une matière albuminoïde. — Cependant, quand il s'agit de la viande rôtie, cette diminution de la digestibilité est compensée par une excitation plus vive de la sécrétion, excitation attribuable aux substances sapides et développées par le rôtissage. D'ailleurs, la cuisson, si elle rend plus difficile la digestion de la myosine, commence et peut à elle seule achever la dissolution de l'enveloppe conjonctive des faisceaux musculaires.

Cette action peut être très précieuse dans les cas d'hypochlorhydrie. Le suc pancréatique est capable en effet de suppléer le suc gastrique pour dissoudre la myosine, mais non pour attaquer le tissu conjonctif sur lequel il n'agit qu'après gonflement préalable par l'acide chlorhydrique ou par la coction.

Les légumes farineux se comportent tout autrement que la viande sous l'influence de la cuisson. Bien loin de perdre de l'eau, ils en absorbent. Cette absorption est d'ailleurs très variable; les pommes de terre changent à peine de poids, la farine au cours de la panification retient 25 % d'eau, les petits pois par l'ébullition jusqu'à 60 %.

La cuisson a donc pour résultat d'égaliser l'hydratation des aliments, car ils présentent des teneurs en eau très différentes; cuits, ils en renferment tous de 50 à 60 %. L'amidon se gonfle et fait éclater les parois cellulosiques insolubles qui le protègent contre l'action dissolvante des sucs digestifs; il est d'ailleurs attaqué bien plus rapidement qu'eux par les diverses diastases. Aussi, les légumes féculents sont-ils d'autant plus digestibles qu'ils sont plus cuits.

Les fruits, qui sont habituellement mangés crus, sont plus digestibles cuits. Cela tient à ce que les travées cellulosiques sont rompues; la pectine insoluble est transformée en pectine soluble; enfin, les levures qui se trouvent sur leurs enveloppes et qui sont des agents de transformation intrastomacale sont détruites par la chaleur.

« Le rôle de la cuisine, ajoute Linossier, ne consiste pas seulement à faire cuire les aliments mais à les assaisonner. Ainsi est-il bon de savoir que la répétition de l'action excitante sur la muqueuse gastrique des condiments employés à cet usage l'irrite, puis l'épuise, de même que la répétition de leur action excitante sur le palais provoque le dégoût après la sollicitation de l'appétit. Il faut donc n'en user qu'avec modération. Quant aux sauces, elles ont pour base des corps gras, en sorte que ceux-ci constituant à la superficie des aliments qu'elles recouvrent une enveloppe que ni l'eau ni le suc gastrique ne mouillent, la digestion de ces derniers est rendue d'autant plus difficile. »

3. — LES ALIMENTS USUELS

L'étude un peu générale que nous venons de faire précédemment sur la digestibilité de nos aliments, suivant leur provenance et suivant leur préparation culinaire est forcément un peu théorique, et il est nécessaire, avant de tracer des règles pour l'organisation générale des repas, dans le but d'éviter la dyspepsie, d'entrer un peu dans le détail en ce qui concerne chacun des complexes qui entrent le plus habituellement dans notre alimentation.

Sur ce point nous emprunterons largement à des travaux récents du Pr Armand Gautier, de Linossier, de Mathieu, et surtout à un petit ouvrage fort bien fait du Dr Martinet.

A) *Le lait*

Le lait, en raison de sa composition chimique que nous avons déjà définie, est l'aliment complet par excellence ;

puisqu'il contient presque en quantité égale les aliments simples de l'alimentation. Toutefois, cet aliment complet est d'une façon générale pour l'adulte trop riche en albuminoïdes, et trop pauvre en hydrates de carbone, en sorte que, chez l'homme sain, il ne peut être employé exclusivement et doit être associé à d'autres aliments.

Disons tout de suite que le *lait d'ânesse*, comparativement au lait de femme qui sert d'étalon et qui est le seul approprié par la nature au tube digestif de l'homme, est beaucoup moins riche en substances albuminoïdes et plus riche en sucre et en sel ; il est de ce fait moins nourrissant que le lait de femme mais plus léger à l'estomac et plus facilement digestible ; le *lait de vache*, lui, est beaucoup plus riche en albuminoïdes et en sels, et sensiblement moins riche en lactose, en sorte que pour l'humaniser, on devra le couper d'eau et le lactoser ; le *lait de chèvre* semble intermédiaire au lait de femme et au lait de vache avec une minéralisation très élevée ; ces deux derniers, lait de vache et lait de chèvre, sont plus riches, plus nourrissants, mais aussi plus indigestes.

Au point de vue digestif et nutritif on doit regarder le lait comme un aliment léger et de digestion facile ; c'est peut-être de tous les aliments celui auquel nos fonctions digestives sont le mieux adaptées ; c'est sur le lait qu'est déversée, toutes proportions gardées, la plus petite quantité de ferments stomacaux et pancréatiques ;

retenons ce fait, car nous l'utiliserons dans notre théra-peutique fonctionnelle des dyspepsies, quand nous voudrons diminuer un fonctionnement exagéré des organes digestifs; — enfin, au point de vue nutritif, le lait est un aliment de rendement élevé, c'est-à-dire dont la digestion totale et l'assimilation n'exigent de l'orga-nisme qu'un effort minimum, les frais de digestion du lait étant très restreints.

Ajoutons encore que le lait est un antiputride, comme le démontrent les recherches de Gilbert et Dominici sur la diminution de la richesse de la flore intestinale après un régime lacté absolu. Toutefois, il ne faudrait point prendre ces résultats bactériologiques à la lettre, car il résulte des recherches cliniques de Combes que le lait, contenant en forte proportion une substance azotée qui peut devenir la proie des protéolytiques, malgré la sub-stance antiputride qu'il contient, à savoir le lactose, laquelle étant trop rapidement absorbée, cesse par suite d'exercer son action et peut devenir une matière de cul-ture excellente pour ces microbes; comme ceux-ci abondent dans le colon en état d'entérite, le lait pur favorisant leur vitalité doit être défendu.

En sorte qu'on peut formuler avec Martinet l'emploi du lait comme un aliment de choix, anti-infectieux, anti-toxique et diurétique dans les conditions d'un tube digestif normal non infecté.

Préparation du lait.

Tout ce que nous venons de dire s'applique au lait

7

dans sa totalité; mais certains modes de préparation, certaines associations culinaires modifient les propriétés du lait. C'est ainsi que l'*ébullition* qui est un mode de préparation important pour conserver le lait et détruire les microbes pathogènes qu'il contient, provoque des modifications chimiques importantes qui influent sur sa valeur nutritive et sa digestibilité; elle coagule les lacto-albumines et les lacto-globulines qui viennent former à la surface du lait une pellicule plus ou moins épaisse avec enlèvement d'une certaine quantité de graisse; elle modifie l'émulsion des graisses qui tendent à former des grumeaux, elle caramélise et détruit une partie de la lactose, elle détruit une partie importante des lécithines, enfin elle rend la cuisine moins assimilable et du même coup qu'elle détruit les germes nocifs elle détruit les zymases naturelles de ce liquide vivant dont elle fait un liquide mort.

La *pasteurisation* a les mêmes inconvénients à un degré moindre et le lait pasteurisé conserve encore une partie des propriétés zymotiques du lait vivant.

Quand on soustrait du lait tout ou partie du beurre qu'il contient, on obtient un *lait dit écrémé*, beaucoup plus digestible que le lait ordinaire; — le *babeurre* est le liquide qui reste après l'extraction du beurre à la suite du barattage de la crème de lait; il est moins riche en caséine que le lait écrémé simple, et est acidifié par l'acide lactique de fermentation; le *petit lait* est le résidu après séparation de la caséine et à vrai dire du beurre, c'est un liquide peu nutritif, surtout riche en lactose et relativement riche en sel.

A rapprocher des préparations ci-dessus, le *beurre*, graisse à l'état de pureté, la plus digestible des graisses ; le *lactose* ou sucre de lait, employé comme médicament ; la *caséine*, employée comme aliment de suralimentation, très soluble et extrêmement assimilable dans certains produits, tels que le plasmon, le protone : il a sur le lait l'avantage de ne pas contenir de graisses, de pouvoir être pris avec une quantité minime de liquide et de ne pas provoquer de surcharge stomacale ni de pléthore hydrique, comme le lait lui-même.

Ajoutons encore que le *coupage avec l'eau de Vichy ou l'eau de chaux* en favorise la tolérance ; l'eau de chaux en particulier active l'action de la présure ; sous son influence le lait de vache fournit un coagulum très divisé et beaucoup plus facilement digestible ; le *coupage avec une infusion chaude* sucrée (thé ou café) est recommandable en ce qu'il donne un coagulum plus divisé, qu'il élève la teneur du lait en hydrates de carbone, corrige l'excès de graisses, et corrige l'action constipante du lait.

Associations culinaires du lait.

L'association du lait aux hydrates de carbone par *sucrage* ou par la confection de *potages aux farineux* est également recommandable parce qu'elle augmente la tolérance et la digestibilité, tout en augmentant du même coup sa valeur nutritive et son action antiputride.

Par contre l'*association au cacao, au chocolat* devient moins bonne en raison de la teneur en graisse de ces aliments qui le rendent impur et lourd à l'estomac; à plus forte raison ne donnera-t-on pas aux dyspeptiques un jaune d'œuf battu dans du lait. Par la même raison que le lait déjà riche en graisse *s'associe d'une façon irrationnelle avec les graisses*, le lait riche en albuminoïdes *s'accommode mal avec des aliments riches en albuminoïdes*, et c'est une faute de diététique que de donner, avec un repas ordinaire d'aliments gras et albuminoïdes, du lait comme boisson qui inhibe en partie la sécrétion gastrique et ralentissant le travail de l'estomac y provoque le séjour prolongé des autres aliments qui y fermentent.

Dérivés du lait (képhyr, koumys, fromages).

L'étude de la fermentation lactique entreprise dans ces dernières années a montré l'intérêt qu'on en pouvait tirer pour la diététique dans l'emploi raisonné d'aliments préparés grâce aux ferments lactiques. On sait, en effet, que la fermentation lactique fait subir au lait des modifications importantes; elle détermine la production d'acide lactique aux dépens de la lactose, acide lactique qui empêche les fermentations butyriques des hydrates de carbone, et aussi la putréfaction des albuminoïdes en entravant l'action des ferments protéolytiques; de plus, elle aide par le fait de cette formation d'acide lactique à la coagulation de la caséine, dont elle favorise ainsi la digestion par les diastases.

En diététique on emploie soit le *képhyr*, fermentation lacto-alcoolique du lait de vache ou de brebis sous l'influence d'une levure alcoolique (Saccharomyces cerevisiæ (et d'un ferment lactique) Dispora caucasiæ), soit le *koumys* qui est du lait de jument préparé dans les mêmes conditions, soit enfin le *lait caillé* vulgaire préparé avec des ferments sélectionnés.

Le képhyr est un liquide crémeux et mousseux, d'un goût piquant acide, d'odeur de petit lait. Pour le préparer on fait bouillir du lait, qu'on dépouille de sa pellicule, laisse refroidir vers 40° et dont on emplit aux 3/4 des bouteilles solides dans lesquelles on ensemence la poudre képhirogène contenant les éléments figurés ci-dessus désignés. On bouche solidement ces bouteilles, on les met dans un endroit tiède et on agite toutes les 2 ou 3 heures, laissant 1, 2 ou 3 jours suivant la force désirée pour obtenir képhyr n° 1 faible, képhyr maigre (laxatif); képhyr n° 2 moyen, indifférent; képhyr n° 3, fort, constipant, contenant respectivement 6, 9 et 12 grammes d'acide lactique.

A côté de ces préparations du lait, disons encore un mot des *fromages* fabriqués soit par coagulation spontanée ou adjonction de présure, par salage, ou enfin par maturation, fabrications qui entraînent une perte de l'eau de constitution du lait, la précipitation de la caséine et sa peptonisation par un ferment spécial, la caséase, qui la rend plus digestible ; la saponification des graisses, la destruction de la lactose avec formation d'acide lactique ; si bien qu'on peut les considérer comme un mélange de caséine et de crème ayant subi l'action des fermentations variées qui les ont solubilisés, rendus plus aromatiques et plus digestibles.

On peut donc dire des fromages d'un façon générale ; qu'ils sont peptogènes, stimulants de la digestion, qu'ils sont antiputrides, qu'ils facilitent par leurs diastases l'assimilation des albuminoïdes, des graisses et des hydrates de carbone, que leur valeur alimentaire est considérable eu égard à leur prix de revient, qu'enfin l'absence d'éléments hydrocarbonés dans leur constitution en fait des aliments albumino-graisseux purs, particulièrement indiqués aux diabétiques.

B) *Les viandes*

Définition.

La chair des animaux prend une place de plus en plus grande dans l'alimentation usuelle, soit qu'il s'agisse de viande de boucherie, de volaille, de gibier, de poisson, de mollusques ou de crustacés. Pour éviter la dyspepsie ou pour établir le régime d'un dyspeptique, il est nécessaire de se rendre compte de la valeur nutritive et de la digestibilité de chacun de ces aliments.

Tous ces aliments sont des aliments albuminoïdes dont la teneur est variable suivant l'espèce animale ;

nous nous sommes déjà expliqués sur ce point par ailleurs ; ils sont dépourvus d'hydrates de carbone, ils renferment des substances grasses, et quelques substances extractives, dérivés probables de la désintégration organique des albuminoïdes.

Ce sont les aliments albuminoïdes dont l'assimilation est la plus complète et la plus facile, mais ce sont ceux qui subissent le plus facilement des processus de putréfaction, d'où la possibilité d'intoxication exogène ou endogène ; enfin les substances extractives des viandes qui, d'après Pawlow, jouent le rôle d'excitants normaux physiologiques des substances digestives jouent aussi probablement un rôle important dans la genèse de certaines déviations humorales ; ajoutons encore que laissant une très faible quantité de résidu excrémentitiel, ils jouent de ce fait un certain rôle dans la genèse de la constipation.

L'opposition est donc parfaite entre ces aliments et ceux d'origine végétale qui pauvres en albuminoïdes (sauf légumineux), pauvres en graisses, riches en hydrates de carbone et ne contenant que des traces de substances extractives sont d'une assimilation facile et complète, donnent en conséquence peu de prise aux putréfactions et laissent un résidu fécal abondant et peu odorant.

Viandes de boucherie.

La viande de bœuf est variable dans sa valeur nutritive suivant la qualité et en boucherie comme en cuisine on distingue les régions supérieures et postérieures de l'animal, qui contiennent l'aloyau, l'entrecôte les filets, le rumsteack et le gîte à la noix, des parties des régions scapulaires et costales, comprenant le paleron et les côtes, des régions du cou et de la tête, ou des parties inférieures, plus dures, plus grossières, plus tendineuses, partant moins digestibles.

La viande de veau passe pour plus digestible que la viande de bœuf, quoique expérimentalement elle apparaisse comme moins; d'autre part sa grande richesse en nucléine et l'excrétion urique provoquée par son ingestion semblent la contre-indiquer chez les arthritiques, les goutteux, les urinaires.

La viande de mouton plus grasse que la viande de bœuf est partant un peu moins facilement digestible. La viande de porc se rapproche des viandes blanches par son aspect, mais sa teneur élevée en graisse, la texture serrée, compacte de ses fibres en font un mets de digestion pénible qui réclame une bonne cuisson et une consciencieuse mastication. Rapprochons des viandes les abats, qui sont constitués par les viscères, d'une digestibilité plus ou moins grande suivant leur provenance; la cervelle relativement assez digestible et très nutritive; le foie de veau et de mouton aussi nutritifs et aussi digestibles que la viande, tandis que les foies de porc et de bœuf sont gras, compacts, lourds et indigestes; les rognons, très digestibles et nutritifs; les têtes de veau et de porc, les pieds de mouton et de cochon, de valeur nutritive médiocre et de digestion difficile.

Viande rôtie, viande bouillie, viande crue.

Habituellement, les viandes sont cuisinées par la cuisson, et nous nous sommes déjà expliqué sur les modifications que cette préparation culinaire leur fait subir. La viande cuite est soit rôtie, soit bouillie ; rôtie, elle est plus appétissante, plus sapide, plus excitante des sécrétions gastriques, elle diminue la digestibilité de l'albumine par sa coagulation, mais en dissolvant, ramollissant, dissociant, gélatinisant même en partie le tissu conjonctif, les tendons, les cartilages, elle rend ceux-ci plus digestibles et plus utilisables pour l'organisme ; bouillie, la viande est non excitatrice de la sécrétion gastrique, d'une digestion très lente, d'une assimilation médiocre.

A côté de ces viandes ainsi préparées, la viande crue apparaît comme plus digestible, plus nutritive (expérience de Richet) et plus tonique. Pour l'administration de la viande crue, on choisira de préférence la viande de mouton ou de bœuf ; elle sera râpée et pulpée avec le tranchant d'un couteau et non hachée ; elle sera administrée salée ou non, sucrée ou non suivant le goût du malade, soit à la façon de cachets, en boulettes de la grosseur d'une amande avec un peu de cognac ou d'eau, soit mélangée à de la purée de pommes de terre, à des confitures, à de la marmelade, à des œufs bouillis, à des épinards.

Voici deux formules qui peuvent servir de type pour cette administration de la viande crue :

Filet de bœuf pulpé............ 60 gr.   }
Sel marin ....   1 gr.   } à manger à la cuillère
Gelée de fruits............... 500 gr.   }

Viande crue râpée. .... 100 gr.   }
Sucre pulvérisé.......... o à   50 gr.   } à manger à la cuillère
Vin de Banyuls.......... o à   50 gr.   }
Teinture de cannelle..........   30 gr.   }

Bouillons et sauces.

Avec la viande bouillie se prépare le bouillon dont il est nécessaire de connaître les propriétés nutritives et excito-sécrétrices pour l'usage des dyspeptiques. C'est ainsi qu'il apparaît comme d'une valeur nutritive très réduite, mais, par contre, offre une action excito-sécrétrice très marquée sur l'estomac, action qu'on peut utiliser comme stimulante chez les dyspeptiques hyposthéniques. Le bouillon de jarret de veau, le bouillon de poulet plus riches en gélatine, moins riches en substances extractives, partant moins toxiques et plus légers que le bouillon de bœuf, sont dans ces cas particulièrement indiqués.

Aux viandes se rattachent le chapitre des sauces, chapitre digne des méditations d'un gastronome et d'un médecin thérapeute, car, grâce à lui, il parviendra souvent tout en satisfaisant aux indications du cas à traiter à faire accepter les régimes les plus stricts. Nous nous sommes déjà expliqués précédemment sur leurs inconvénients et leurs avantages et le rappellerons plus loin à propos des règles diététiques des diverses variétés de dyspepsie.

Conserves de viandes et de leurs dérivés.

Disons encore un mot des conserves de viandes et de leurs dérivés qui entrent parfois dans nos menus ; ce sont les saucisses, boudins, cervelas et saucissons, qui ont tous pour caractère d'être des mets gras, lourds, indigestes, facilement fermentescibles, tolérables seulement par des individus normaux, dont l'estomac, l'intestin et les reins sont indemnes ; c'est-à-dire qu'ils doivent être proscrits des menus des dyspeptiques, des arthritiques.

A côté de ces préparations culinaires, nous avons les viandes fumées comme le jambon ou la langue, riches en albuminoïdes et en graisses, riches en sels, à poids égaux plus nourrissants et plus excitants que les mêmes aliments frais, d'une digestibilité égale ou supérieure, précieuse ressource par conséquent chez les dyspeptiques.

Animaux de basse-cour et gibier.

A côté des viandes précédentes, il nous faut maintenant dire un mot des viandes d'animaux de basse-cour, dont la teneur en substances fondamentales est fort comparable aux précédentes ; au point de vue de l'aspect ce sont des viandes blanches, coloration qui n'a aucune signification sur leur indice de digestibilité ; elles sont en effet réputées à tort comme plus légères à l'estomac.

Le gibier comprend les mammifères sauvages à poil ou à plumes ; il est surtout caractérisé au point de vue diététo-culinaire par sa saveur forte, son fumet spécial si apprécié des gourmets, la coloration de sa chair habituellement ferme par suite de la rétention du sang, l'animal n'ayant pas été saigné. Il est riche en substances extractives, sa composition élémentaire se rapproche par ailleurs de celle de la viande de boucherie et de basse-cour. Mais deux facteurs peuvent intervenir qui augmentent singulièrement le taux des toxines alimentaires et des substances extractives et en font un aliment particulièrement dangereux chez des malades, ces deux facteurs sont le forçage et le faisandage.

Ce dernier procédé est condamnable ; en effet la viande des animaux fraîchement tués étant dure et coriace, le faisandage a pour but, d'obtenir un gibier très tendre et plus délicat afin de le conserver jusqu'à la putréfaction cadavérique qui lui communique une saveur spéciale, très appréciée par certains gourmets. Le gibier doit donc être mangé frais, sans faisandage, aussitôt tué, au bout du fusil, suivant l'expression imagée des chasseurs. Pour attendrir le gibier à la chair dure et rigide, on pourra pratiquer le marinage à l'aide de la marination dans des acides dilués tels le vinaigre, le vin blanc.

'Poissons.

Si la teneur en albumine des poissons est à peu près constante comme le prouvent les tableaux que nous avons donnés précédemment, par contre leur teneur en graisse est très variable, et à ce point de vue on peut les classer, chose utile pour le menu des dyspeptiques, en poissons maigres en général, légers et digestibles, à savoir : soles, limande, truite, brochet, carpe, barbeau, morue, et en poissons gras, lourds et indigestes, tels que alose, maquereau, anguille de mer, hareng frais, saumon.

Au point de vue diététique, la chair des poissons est évidemment inférieure en rendement nutritif à celle des mammifères ; mais quand ils sont frais, car la putréfaction en est très rapide, les poissons maigres sont d'une digestibilité très grande qui en recommande l'emploi chez les individus à tube digestif fatigué.

Les préparations culinaires des poissons sont multiples et l'on ne saurait ici en donner un aperçu ; chez les dyspeptiques, toute sauce devra être interdite ; chez les non dyspeptiques, on pourra appliquer la formule diététique suivante très générale : à poisson gras, sauce maigre ; à poisson maigre, sauce grasse.

Crustacés et mollusques.

Quant aux crustacés et mollusques dont la valeur nutritive est appréciable, ils offrent une chair plutôt dure, compacte et indigeste, sauf l'huître qui fait exception à la règle ; de plus, ils contiennent outre leur

richesse en albuminoïdes beaucoup de matières extractives, ils se putréfient facilement et ils peuvent renfermer des substances toxiques, telles les moules, en sorte
qu'on peut les contre-indiquer d'une façon presque
absolue chez les dyspeptiques.

C) *Les œufs*

Au point de vue de la digestibilité et de l'utilisation
intestinale, les œufs constituent un aliment de tout
premier ordre. De plus, ils sont très nutritifs puisque,
d'après Voit, un œuf de poule équivaut à 750 grammes
de lait de vache ou à 50 grammes de viande. On peut
ajouter en ce qui concerne les œufs que le blanc est
plus constipant que le jaune, qu'il est plus susceptible
que lui de subir des putréfactions qui en peuvent con-
damner l'emploi exclusif; le jaune semble, au contraire,
faciliter la digestion des hydrates de carbone, justifi-
cation de son emploi dans les farines et les pâtes alimentaires, mais aussi il est très gras et, mélangé à
d'autres aliments graisseux, il peut constituer des mets
d'une digestion difficile qui bourrent et coupent l'appétit.

Les préparations culinaires des œufs sont innom-
brables; nous ne saurions toutes les passer en revue au
point de vue de leur digestibilité; cependant, nous
dirons un mot de l'œuf cru moins digestible que l'œuf
cuit peut-être parce qu'on « gobe » le premier, tandis
qu'on « mange » le second. L'œuf à la coque consti-

tue un des types de l'œuf cuit, d'une digestion très facile; son immersion dans l'eau bouillante lui fait subir les modifications suivantes : au bout d'une minute, la portion tout externe du blanc est à peine coagulée; au bout de 2 minutes, la moitié externe du blanc est coagulée; au bout de 3 minutes, tout le blanc est coagulé; au bout de 4 minutes, la couche externe du jaune durcit et, en 5 à 6 minutes, l'œuf est dur. Ce dernier est manifestement d'une digestion plus difficile que le premier, et est mal toléré par les dyspeptiques d'une façon générale.

On sait qu'en diététique on emploie quelquefois séparément le blanc ou le jaune de l'œuf dans des préparations culinaires variées; c'est ainsi que le blanc d'œuf sert à fabriquer l'eau albumineuse, qui aromatisée est une boisson recommandable pour des débilités; que le jaune d'œuf entre en composition avec de l'eau sucrée, du bouillon, du lait, où même du vin; c'est avec l'eau et la menthe qu'il semble le plus digestible; avec le lait constituant un blanc d'œuf de poule, il est plus lourd à l'estomac, encore plus avec la bière comme le font les Allemands, ou avec le vin (zabaglione), comme le font les Italiens.

Retenons encore en terminant que les œufs constituent un excellent milieu de culture pour les microbes les plus variés et que, par exemple, certaines crèmes, comme le Saint-Honoré, fabriquées à l'aide de blancs d'œufs crus, peuvent être, à cause de ceux-ci, facilement altérables, causes d'intoxications plus ou moins graves.

D) *Végétaux*

Les végétaux constituent les éléments du régime végétarien. Ils sont nombreux comme variétés et méritent d'être étudiés dans diverses catégories suivant leurs provenances particulières; c'est ainsi que nous envisagerons successivement : les céréales avec leur farine et le pain, les végétaux féculents, les légumineuses, et enfin les légumes aqueux, les végétaux huileux et les fruits.

Céréales.

Les céréales comprennent le froment dont est fait le pain, l'orge, le seigle, le maïs et l'avoine.

Le pain.

Le pain blanc, pain ordinaire, résulte du pétrissage de la farine de blé avec de l'eau et du levain, et de la cuisson au four de la pâte en résultant. C'est un aliment de valeur nutritive très élevée, de teneur albuminoïde faible, riche en hydrocarbone, sans graisse et contenant une certaine quantité de sels minéraux. La croûte plus sèche semble plus nutritive que la mie; le pain chaud sortant du four, dit encore pain frais, est lourd à l'estomac et absolument indigeste; le pain rassis environ après 24 heures, quoique moins savoureux que le pain frais, plus sec et moins hydraté, est par contre mieux toléré par les dyspeptiques.

Le pain dit *complet,* c'est-à-dire mal bluté, contenant du son, n'est point si nutritif pour cette raison que le son ne nourrit pas puisqu'il passe dans le tube digestif sans y être digéré; mais de ce fait même laissant un résidu plus abondant que le pain blanc il excite mécaniquement et chimiquement les mouvements péristaltiques de l'intestin et convient par conséquent dans certaines formes de constipation.

Le pain *de seigle,* moins riche en albumine et en hydrates de carbone que le pain de froment, est savoureux et rafraîchissant, mais d'une digestion difficile. Le pain *de maïs* se tient mal, a médiocre aspect; il renferme trois fois plus de farine que le pain blanc. Le pain *de gluten* renferme peu d'hydrates de carbone et plus de gluten; il est peu agréable au goût; le *pain d'amande* renferme beaucoup de matières grasses, une assez notable quantité de matières azotées et très peu d'hydrates de carbone; le *pain de soja* renferme très peu d'amidon et de sucre.

A côté du pain, citons les *biscuits, biscotte et zwieback* qui sont, comme leur nom l'indique, très pauvres en eau, très riches en éléments nutritifs et d'une conservation très longue et très facile; ils renferment sous un faible volume, un grand nombre d'unités nutritives.

Le pain est un aliment moins digestible que la viande, puisque l'albumine végétale ne s'absorbe guère que dans les proportions de 79 %, tandis que l'albumine animale est absorbée pour 98 % ; de plus, suivant l'expression de Pawlow, si on mesure la digestibilité d'après la grandeur d'efforts qu'a coûté au canal digestif le fait d'extraire de l'aliment tout ce qui était nutritif, le prix de revient que paye l'organisme sous forme de cet effet est beaucoup plus élevé pour l'azote du pain que pour l'azote du lait ou de la viande.

A côté du pain, plaçons immédiatement les *farines* dont l'emploi est si fréquent chez les dyspeptiques, en raison de leur valeur digestive et aussi de leur valeur antiseptique bien mise en lumière empiriquement et expérimentalement dans ces dernières années par Combes, Winternitz et tant d'autres. Ces farines n'ont point toutes la même valeur alimentaire et, à ce point de vue, on peut les grouper en trois catégories : 1° Les farines presque exclusivement amidonnées : sagou, arrow-root, pommes de terre, riz ; 2° les farines riches en amylacés, moyennement riches en albuminoïdes, type des céréales que nous étudions en ce moment (froment, orge, seigle, maïs, avoine) ; 3° farines riches à la fois en amylacés et albuminoïdes, types des légumineuses que nous étudierons plus loin.

Disons encore en terminant un mot des *pâtes alimentaires* faites avec de la farine de froment additionnée en proportion variable de lait, d'œufs et de beurre ; pâtes alimentaires qui jouent dans la diététique actuelle des entérites, sous l'impulsion de Combes, un rôle considérable. Cet auteur les recommande particulièrement sans œufs ; nous en reparlerons, plus loin, au chapitre

des dyspepsies intestinales et en donnerons alors
quelques formules pratiques.

Les féculents.

Riches en substance hydrocarbonées et peu en albumines, les féculents sont des végétaux doués d'une valeur nutritive moyenne, mais d'une digestibilité relativement facile; telle est la pomme de terre qui, sous
forme de purée préparée au lait ou avec un peu de
beurre, constitue un des mets les plus légers que l'on
puisse conseiller aux dyspeptiques.

Le riz rentre dans certaines catégories d'aliments
dits féculents ; il constitue pour certains peuples, tels
les Japonais, une alimentation exclusive ; il est très riche
en albuminoïdes et riche également en hydrates de carbone ; c'est un aliment complet facilement digestible et
qui est à recommander aux dyspeptiques en raison de
sa richesse en hydrates de carbone qui représentent les
substances empêchantes de la putréfaction azotée intestinale. De là son emploi dans le traitement classique
de l'entérite depuis Combes, et son emploi empirique
dans la diarrhée depuis toujours, à se souvenir de la
formule des restaurants suisses, historiée par Tartarin :
« Riz ou pruneaux. »

Les légumineuses.

Ce groupe d'aliments, comprenant haricots, lentilles,
pois, fèves, présente ce caractère commun de renfermer
dans une enveloppe résistante de cellulose un aliment
très riche en albumine, en hydrates de carbone et en sel,

partant d'une valeur nutritive considérable, mais d'une digestibilité peu facile.

Au point de vue nutritif général, elles constituent des aliments complets, mais leur gangue cellulosique est un gros obstacle à l'attaque des sucs digestifs ; il est donc rationnel chez les dyspeptiques de les employer décortiqués, ou sous forme de farine, de bouillie, de purée, de sirop ou de potage. Laissant pas mal de résidus, ils sont moins constipants que les féculents et peuvent être utilisés dans le traitement de la constipation pour solliciter les contractions intestinales par leur excitation mécanique.

Ajoutons que ces légumineuses sont très riches en sels ; et par conséquent ont leur place marquée dans ces formules de décoction de végétaux, de bouillon de légumes qui pénètrent chaque jour davantage dans les prescriptions médicales des dyspeptiques, particulièrement des enfants.

Les légumes aqueux.

Ceux-ci sont caractérisés, comme leur nom l'indique, par leur richesse en eau, leur teneur en général élevée en cellulose, leur pauvreté en principes nutritifs ; ils constituent un groupe très disparate comprenant les racines telles que carottes, navets, salsifis, les légumes herbacés, tels que oseilles, épinards, salades ; les légumes fruits tels que melon, concombre, potiron, tomate, aubergine, cornichon ; les bourgeons, asperges, artichauts, choux, oignons, ails et poireaux ; enfin, les champignons.

D'une façon très générale, peu nourrissants, ils sont rassasiants, rafraîchissants par l'eau qu'ils renferment et laxatifs par le grand résidu intestinal qu'ils laissent, alcalinisants enfin et reminéralisants par leur teneur élevée en sel.

La carotte, aliment agréable, serait d'une digestion assez facile ; elle est un mets traditionnel de Vichy, elle rendrait les selles plus abondantes et aqueuses et par suite faciliterait leur évacuation ; on pourrait donc la recommander dans les cas de constipation due à une alimentation trop carnée, car elle exercerait une action favorable sur les fonctions hépatiques.

Les épinards engendrent un bol intestinal volumineux et mou ; on les appelle vulgairement le balai de l'estomac ; l'oseille est remarquable par son acidité excessive ; accommodée avec des œufs durs dont elle relève le goût, elle a pour résultat d'excercer une légère action laxative, diurétique et rafraîchissante. Le cresson est de même un aliment diurétique et rafraîchissant. Le melon, très aqueux, constitue un aliment froid et lourd, indigeste, pouvant provoquer parfois des diarrhées.

Les asperges, de valeur nutritive médiocre, sont des diurétiques par leur teneur en asparagine ; les choux constituent un mets sain, économique, savoureux et très nutritif ; mais, lourds et indigestes, ils doivent être proscrits de l'alimentation des dyspeptiques. L'ail, l'oignon peuvent être considérés comme des excitants de la sécrétion gastrique et des antiseptiques puissants des voies digestives; de ce fait, ils permettent parfois à l'estomac de supporter des aliments sans eux très indigestes. Quant aux champignons s'ils sont doués d'une valeur nutritive assez considérable, ils sont mal absorbés par l'intestin et ce fait, ajouté aux dangers d'intoxication qu'ils font courir, doit les faire écarter d'une façon générale du régime des dyspeptiques.

Les apprêts culinaires des légumes sont multiples; au point de vue diététique, retenons-en deux faits, à savoir, d'une part, que la cuisson leur fait perdre une grande quantité de leurs hydrates de carbone, ce qui leur enlève une partie de leur valeur nutritive, que, d'autre part, ils absorbent de grandes quantités de graisse, ce qui en contre-indique l'emploi chez les dyspeptiques, qui ne peuvent supporter des aliments sur-gras, indigestes.

Les fruits.

Les fruits se rapprochent beaucoup des légumes aqueux par leur composition. Comme eux, ils sont constitués par une gangue cellulosique plus ou moins dense retenant dans ses mailles beaucoup d'eau, très peu d'albumines, pas de graisses, et une proportion élevée d'hydrates de carbone sous forme de sucre particulièrement.

Leur capacité nutritive à l'état frais est en général minime; ils sont plus rafraîchissants que nourrissants. A ce titre ils combattent efficacement la constipation, en provoquant des selles aqueuses, d'évacuation facile.

Leur digestibilité varie suivant les espèces ; les pêches, les raisins, oranges sont facilement digestibles en général ; les pommes, poires et abricots le sont beaucoup moins ; digestibilité qui semble dépendre de leur teneur en cellulose difficilement attaquable par les sucs digestifs, de leur teneur en acides qui peuvent entraver l'action de l'acide chlorhydrique de l'estomac, enfin, de la présence à leur surface de microorganismes et de levures qui peuvent déterminer des fermentations secondaires, nuisibles au bon fonctionnement du tube digestif.

Les fruits cuits sont mieux supportés que les fruits crus parce que leur charpente cellulosique est dissociée et ramollie par l'ébullition, tandis que leurs microorganismes fermentatifs sont détruits. Les dyspeptiques ne doivent consommer que des fruits cuits.

Nous bornerons à ces généralités l'emploi des fruits chez les dyspeptiques, nous réservant de revenir plus loin sur l'utilisation de certains fruits dans la diététique de ces malades, comme, par exemple, la cure de raisin autrefois très en honneur en France et que l'étranger a su prendre et conserver.

E) *Les boissons*

L'eau.

L'eau constitue la boisson type, la boisson fondamentale.

L'eau de boisson doit être claire, transparente, inodore, d'une saveur pure et rafraîchissante, et doit être exempte d'éléments organisés.

L'eau de source et l'eau de puits remplissent ces conditions, sauf les causes chimiques qui peuvent modifier la teneur en éléments minéraux des premières. L'eau de rivière, dont sont alimentées les villes, renferme souvent des microbes pathogènes, d'où les pratiques de filtration, d'ébullition et de distillation pour les stériliser.

L'eau filtrée n'offre pas toujours une complète sécurité au point de vue microbien ; quant à l'eau bouillie ou distillée, elle est insipide, fade, peu fraîche et lourde à l'estomac. On peut la rendre plus agréable en la gazéifiant au moyen d'acide carbonique qui lui communique une saveur acidulée et excite les sécrétions gastriques.

Malgré tout, la quantité de gaz ainsi dissoute pouvant être beaucoup trop élevée, on est de ce fait exposé à la dyspepsie ; d'où l'usage actuellement répandu de boire des eaux de sources faiblement minéralisées. Mais il faut bien savoir que telle ou telle eau minérale ne saurait être employée indistinctement, car, du fait de sa composition, elle peut opérer des actions favorables ou défavorables sur l'acte digestif. Le choix d'une eau de table minérale est donc affaire médicale.

Quant à la quantité à prendre aux repas, elle est fonction de multiples facteurs ; d'une façon générale,

on peut dire que la dose d'un demi-litre par repas est
suffisante. La température de l'eau de boisson est
aussi une chose à considérer; glacée, l'eau congestionne la muqueuse stomacale et retarde la digestion,
si même elle ne l'empêche ; tiède, elle favorise le travail
digestif, diminue les flatulences chez les dyspeptiques,
calme l'excitation stomacale et en favorise l'évacuation;
la température normale pour les dyspeptiques est de
10 à 12° ; à ce degré, elle est tout à fait fraîche et agréable à boire.

D'une façon générale, on peut dire que l'eau active
les sécrétions intestinales, excite les émonctoires, et hâte
les mouvements d'assimilation et de désassimilation.
Prise en excès pendant les repas elle excite peu la musculature stomacale, distend l'estomac, favorise l'indi-
gestion et la dilatation, et provoque la diarrhée.

Les infusions, c'est-à-dire ces boissons préparées en
versant de l'eau bouillante sur des substances, telles
que tilleul, camomille, menthe, par exemple, ne constituent plus à proprement parler des boissons alimentaires; ce sont plutôt des préparations pharmacologiques
dont nous apprendrons tout à l'heure à nous servir
chez les dyspeptiques.

Boissons alcooliques.

Les boissons alcooliques ont comme caractère commun, ainsi que leur nom l'indique, d'avoir une teneur
variable en alcool.

L'alcool.

Celui-ci, quoi qu'on en dise, et qu'on en écrive, est un aliment; ses caractères et ses affinités chimiques, l'observation séculaire et quotidienne, l'expérimentation physiologique rigoureuse doivent faire considérer l'alcool comme un aliment hydrocarboné. Tout autre question est de savoir si c'est un bon aliment; un bon aliment n'étant autre que celui qui présente le maximum de capacité alimentaire avec le minimum global de dangers et d'inconvénients, l'alcool ne sera un bon aliment que suivant la dose et les circonstances.

Si l'abus de l'alcool est des plus dangereux au point de vue individuel et au point de vue social, son usage dans des conditions bien définies, agréable au goût, ne doit être condamné. La quantité d'alcool optima pour un individu normal, par conséquent en dehors de toute autre indication pathologique particulière, peut être considérée comme la quantité d'alcool qu'on a constaté n'ayant jamais donné naissance à un trouble général quelconque, et cette quantité peut être estimée à 60 grammes pour un adulte, c'est-à-dire à 600^{cc} de vin titrant 10 %, à 1 litre 1/2 de bière, titrant 4 à 5 % par exemple.

Les vins.

Ces généralités une fois admises, nous présenterons au point de vue diététique une classification du vin suivant Fonssagrives, *ad usum medicorum.* C'est la suivante :

Vins rouges.

A. *Vins de Bordeaux* titrant en général 9 à 10 % d'alcool, et moyennement riches en substances tannantes. A la dose quotidienne de 600^{cc} ils provoquent une action excito-vasculaire légère, une réparation plastique réelle, une excitation cérébrale se traduisant par une idéation plus vive, de l'hypersensibilité sensorielle et affective.

B. *Vins de Bourgogne*, plus riches en alcool que les précédents, 10 à 12 %, ont un bouquet plus marqué et partant une richesse en éthers plus forte; ils sont de ce fait plus excitants, plus stimulants.

Vins blancs secs.

A. *Vins blancs secs mousseux*, titrant de 10 à 12 %, sont préférables aux vins rouges chez les dyspeptiques; ils sont doués, de plus, de propriétés diurétiques évidentes.

B. *Vins blancs mousseux*, type champagne, jouissent de propriétés stimulantes et antiémétiques marquées ; c'est ainsi que, coupé d'eau. à petites doses, le champagne est un eupeptique manifeste.

Vins alcooliques secs.

Ceux-ci sont très riches en alcool (Marsala, Madère, Porto, Xérès); ce sont de vrais vins médicamenteux; en dehors de la thérapeutique, ils doivent être bannis de nos régimes, car leur action dyspeptique est considérable.

Vins sucrés.

Les vins sucrés tels que Malaga, Malvoisie, Frontignan, Alicante, constituent comme les précédents de vrais vins médicamenteux à manier avec prudence à cause de leur action dyspeptique marquée. Quoi qu'il en soit de cette classification et d'une façon très générale, on peut considérer, avec le Pr Pouchet, que le vin absorbé par des individus normaux, en bonne santé, et dont le tube digestif fonctionne convenablement, produit une excitation bienfaisante et qu'il favorise la digestion.

Par contre, chez les dyspeptiques, le vin est souvent mal toléré et le vin rouge plus mal que le vin blanc. Les vins rouges riches en tannin favorisent la constipation ; les vins blancs, plus acides favorisent plutôt la diarrhée. Au point de vue de la nutrition générale, dit le Pr Pouchet, on obtient sous l'influence du vin comme sous l'influence de l'alcool, mais bien mieux encore que dans ce dernier cas, en raison des substances qui accompagnent l'alcool lui-même, une meilleure utilisation de la ration alimentaire qui, sans cette intervention, serait insuffisante, le vin venant jouer ainsi un rôle condimentaire.

Les bières.

Les bières sont plus nutritives que les vins et plus riches en sels. Elles sont moins excitantes. Elles sont stomachiques en raison des principes amers du houblon, de l'acide carbonique qu'elles renferment et des diastases dérivées de l'orge. Elles sont très nutritives, très engraissantes, et, avec elles, gare à l'obésité. Elles sont peu excitantes ; plutôt sédatives, engourdissantes. Elles sont diurétiques à cause probablement de la dilution de l'alcool, à cause peut-être aussi de certains produits spéciaux, à cause surtout de la grande quantité qu'on en ingère.

La fabrication des bières a une grande importance dans leur qualité, et on doit recommander de préférence comme contenant le moins de produits nocifs les bières obtenues à basse fermentation, plutôt que celles à fermentation haute. Cette restriction faite, les bières, d'une façon générale, en raison des qualités que nous avons indiquées plus haut, trouvent des indications très nettes chez certains dyspeptiques, et les bières de malt entre autres offrent des avantages diététo-thérapeutiques que nous apprendrons à utiliser dans le chapitre suivant.

Le cidre.

Le cidre est inférieur au vin et à la bière au point de vue nutritif; il est beaucoup moins réconfortant. D'après les travaux d'Hayem et de ses élèves, il produirait une augmentation dans la durée de la digestion et une intensité plus grande dans le travail digestif; il pourrait donc être à indiquer chez les hypopeptiques ou les apeptiques à évacuation stomacale hâtive. Enfin, ces propriétés laxatives pourraient être utilisées chez les constipés, de même qu'elles doivent le faire contre-indiquer chez les diarrhéiques.

Boissons alcaloïdiques.

Ces boissons sont des aliments sucrés très peu nutritifs par eux-mêmes, mais qui tous contiennent un alcaloïde, qui exerce une action stimulante sur le cœur, les muscles et le cerveau et fait d'eux des stimulants au premier chef.

Au point de vue hygiène, prophylactique des infections, comme le dit Martinet, à qui nous avons largement emprunté pour la rédaction de ces dernières pages, ce sont des boissons parfaites, car elles sont stériles par l'ébullition et non alcooliques.

Le café.

Le café, qui est une des principales de ces boissons, est digestif; à doses modérées, pris chaud à la fin du repas, il exerce une action manifestement favorable sur la digestion. Il est diurétique, mais il est excitant, stimulant du système nerveux. Ordinairement, il est pris chaud et sucré, et cette simple addition lui confère une valeur alimentaire vraie qui, jointe à ses propriétés stimulantes, en font un aliment idéal d'entraînement très employé dans l'armée et dans les sports. Le café au lait est de même une association excellente; aliment plus léger que le lait pur, aussi nourrissant grâce à l'addition de sucre, il est laxatif et dépourvu des propriétés énervantes du café pur.

Le thé.

Le thé agit sensiblement comme le café; mais ne renferme aucun produit de torréfaction, et est, de ce fait, plus faiblement excitant. Sa teneur élevée en acide tannique en fait un moyen utile contre la diarrhée.

Le cacao.

Le cacao et son dérivé le chocolat sont des aliments véritables et des aliments très nutritifs, grâce à leur teneur élevée en sucre, en graisses et en albuminoïdes; ce sont des excitants par leur théobromine et leurs substances extractives. Leur teneur élevée en graisses les rend difficiles à digérer pour certains estomacs. Leur usage est donc à recommander d'une façon modérée dans les diététiques.

CHAPITRE III

Mais c'est assez avoir décomposé ; reconstituons maintenant en nous aidant des notions précédentes, et voyons comment d'une façon logique on doit organiser ces repas pour éviter d'être dyspeptique.

Règles générales.

Il faut, tout d'abord, poser les règles générales suivantes avec Mathieu :

1° Prendre une alimentation qui se rapproche autant que possible de la formule connue de la ration d'entretien, tout en tenant compte de la capacité digestive individuelle ;

2° Éviter en conséquence la surcharge du tube digestif ;

3° Éviter à la muqueuse gastro-intestinale les excitations inutiles ;

4° Enfin réduire au minimum les causes possibles d'auto-intoxication gastro-intestinale.

Il nous semble inutile de revenir sur ces différents points, dont nous avons indiqué chemin faisant la valeur, tout en donnant le moyen de s'y conformer ; et, laissant maintenant la théorie de côté, nous passerons à la pratique, c'est-à-dire à l'organisation normale des repas.

Distribution des repas.

Au temps jadis, nos aïeux faisaient trois repas ; deux légers, l'un, le matin au lever, l'autre, le soir au coucher, et un repas principal, au milieu de la journée, suivi de la sieste avec une ou deux heures de repos. C'est encore la coutume chez nos paysans français. Dans les villes, les besoins de l'activité moderne ont modifié cette organisation.

C'est ainsi que le repas copieux de midi est remplacé par un repas plus léger, permettant sans sieste le travail intellectuel ou physique presque immédiatement après ; ce qui oblige à un second repas substantiel le soir, six à sept heures après celui de midi ; à ces deux principaux repas de citadins, s'ajoutent en France et en Allemagne le petit déjeuner qui suit le lever, et quelquefois aussi le goûter, five o'clock des Anglais, Vesperbrod des Allemands.

En France, les mœurs actuelles ont fait distribuer les heures de repas de la façon suivante : lever vers sept heures, petit déjeuner vers huit heures ; puis déjeuner à midi, goûter vers quatre à cinq heures ; et dîner vers sept heures et demie à huit heures. Peut-être cette organisation des repas nécessitée par la vie moderne n'est-elle pas sans avoir eu d'influence dans la grande quantité de dyspepsies observées depuis ces dernières années, et l'ancienne coutume était-elle préférable pour le fonctionnement du tube digestif.

Jadis en France, lever vers six heures, le premier petit déjeuner avait lieu vers sept heures; le dîner vers onze heures, peu copieux; et le principal repas ou souper vers six heures; cela faisait neuf heures de travail, quelques heures le soir pour le délassement, et huit heures de sommeil; dans ces conditions le souper arrivait bien au moment où les pertes de substance répondant au travail du jour avaient besoin de réparation; il se faisait assez tôt pour que la digestion stomacale de ce repas vespéral fût à peu près terminée au moment du sommeil; de même que celle du repas de onze heures était très avancée quand on reprenait ses occupations une ou deux heures après. En Angleterre et en Allemagne les heures de repas sont différentes. On déjeune à neuf heures; on dîne à deux heures, c'est le repas principal; on goûte à cinq heures, et l'on soupe légèrement avant de se coucher.

Peu importent ces coutumes, ce qui est nécessaire, c'est d'organiser l'heure des repas de telle sorte qu'une digestion non terminée n'entrave pas une nouvelle digestion, c'est que les repas soient ordonnés de telle sorte qu'ils soient suffisants aux dépenses nécessitées par le travail; l'homme de cabinet, l'homme d'affaires devront faire des repas plus légers à midi que l'homme

de peine qui a déjà fait un exercice fatigant et dont
le repas doit être copieux pour lui permettre de réparer
ses pertes et de s'approvisionner de nouveau en énergie
disponible. Ainsi il faut des heures de repas régulières, et des repas réguliers à ces heures régulières.
La régularité dans les repas est une des premières
lois à observer dans l'hygiène diététique à qui veut
éviter les dyspepsies.

Composition des repas.

La composition des repas doit être également bien
réglée; si elle varie avec les populations, leurs habi-
tants, leur genre de vie, leur place sociale, elle doit
cependant être autant que possible assez uniforme. Si
certains peuples peuvent se nourrir presque entièrement
·de poissons, l'Arabe de quelques dattes et d'un peu de
couscous, le Japonais de riz, le Napolitain de nouille
ou de macaroni, en France nous mélangeons, d'une
facon à peu près proportionnelle, les aliments azotés,
amylacés, gras et sucrés.

Il est donc aussi antihygiénique de faire prédominer
dans notre alimentation, sous le prétexte d'une nourriture plus luxueuse, le régime carné, que, sous prétexte
d'une nourriture plus économique, le régime végétarien; dans nos repas doivent entrer pain, viandes,
légumes frais ou secs et boissons, suivant la soif, et
l'on pourrait ordonner nos menus journaliers en s'ins-
pirant des considérations pratiques que nous allons
ci-dessous développer.

Déjeuner du matin.

Le déjeuner du matin suivant de près le lever et, sous l'influence du sommeil, les fonctions s'étant ralenties et la sécrétion gastrique étant diminuée, l'appétit par conséquent peu excité, devra être peu copieux et représenter environ le sixième de l'alimentation totale.

En général, il comporte, en France du moins, du thé, du café ou du chocolat, environ 80 à 100 grammes de café au lait; 80 à 100 grammes de thé léger, sucré avec 30 à 40 grammes de pain grillé, sur lequel on peut mettre 15 à 20 grammes de beurre, sont largement suffisants pour satisfaire aux besoins de l'économie à cette heure matinale. Le chocolat plus agréable au goût pour certaines personnes est, nous l'avons vu, plus lourd et moins digestible que les substances précédentes.

Dîner et souper.

Si les hors-d'œuvre peuvent être utiles à titre d'excitation des fonctions stomacales et digestives, il semble qu'ils ne sont pas absolument nécessaires, car ils peuvent être dangereux et mener à la dyspepsie, en ce sens que l'excitation qu'ils provoquent venant à s'émousse , on peut être porté à en exagérer l'usage, ou à en constater l'inutilité.

Aussi est-il préférable de commencer directement le repas de midi, ou du soir l'un par une entrée, l'autre par un potage. Les œufs et le poisson constituent les entrées ordinaires; les œufs d'une richesse nutritive

considérable et d'une digestibilité facile, sont particulièrement à indiquer avec les poissons maigres, tels
que sole, merlan, limande, brochet, perche, etc., préparés au court-bouillon ; on peut ajouter à ceux-ci le
seul mollusque se recommandant par sa facile digestibilité et sa valeur nutritive relative, l'huître, au goût
agréable, facilitant avec avantage l'entrée d'un repas.

Quant aux potages, indifféremment on peut avoir
recours aux potages maigres ou gras dont nous avons
énuméré les diverses variétés au paragraphe des aliments usuels. Excitants de la sécrétion gastrique,
aliments peptogènes par excellence, s'il s'agit du
bouillon par exemple, ces plats se recommandent au
début du repas.

Le second plat peut être composé de viande, soit de
viande de boucherie, de gibier ou de volaille ; il nous
semble inutile de revenir sur celles-ci dont nous avons
parlé plus haut avec assez de détail pour en connaître
la valeur alimentaire et la digestibilité. En règle générale, on peut dire que le maximum de viande dans la
journée ne doit pas excéder 300 grammes, largement
suffisants pour une ration d'entretien normale.

Les légumes, dont nous connaissons également la
valeur alimentaire et le pouvoir de digestibilité,
peuvent entrer dans un de ces repas.

Enfin, le pain constitue un aliment d'usage courant ;
il devra de préférence ne pas être trop frais et bien
cuit ; son usage devra être modéré, moins la consomma-

tion en sera grande, mieux l'estomac s'en trouvera, et
200 grammes de pain suffiraient à une alimentation
normale fournissant de 400 à 500 calories.

Enfin, boire répond à un besoin de notre économie,
et c'est particulièrement au cours du repas que ce
besoin se fait sentir, c'est à ce moment qu'il faut le
satisfaire, car comme le dicton est vrai qu'il ne faut
pas boire sans manger, est vrai aussi cet aphorisme
qu'il ne faut pas manger sans boire.

L'absorption de liquide en délayant la masse alimentaire facilite le travail des glandes. Toutefois la qualité
de cette boisson et sa quantité importent à connaître,
sa qualité pour ne pas déterminer une excitation gastrique trop intense, sa quantité pour ne point, par
un volume de liquide trop grand, diluer à l'extrême
le suc digestif. L'eau dans la proportion de 1 litre
à 1 litre 1/2 par jour semble la boisson la plus rationnelle ; encore faut-il qu'elle ne soit pas prise glouton-
nement d'un trait, mais par courtes gorgées, aussi
régulièrement espacées que possible. Toutefois, on
peut permettre l'adjonction de petites quantités de vin,
faiblement alcoolique ou de bière en petites proportions.

Enfin, dans la composition d'un repas bien réglé
entrent encore soit les entremets ou dessert, soit le
fromage.

Les entremets n'ont d'autre utilité que de flatter le
goût, d'être agréables et de rompre par leur variété la

monotonie d'un régime trop sévère. C'est dire que leur valeur nutritive est nulle, et l'on peut même ajouter que c'est là une condition qu'ils doivent remplir autant que faire se peut, car sinon, en raison de leur succulence, ils risqueraient d'attirer la préférence de nos appétits, que nous restreindrons pour la viande et les légumes, aliments nécessaires.

Les mêmes considérations s'adressent aux desserts qui flattent plus le goût qu'ils ne remplissent un rôle nutritif déterminé. Rappelons en terminant que l'absorption de fromage n'est pas sans avoir une influence favorable dans la digestion des aliments et mérite, par conséquent, de figurer dans la composition d'un repas normal.

Inscrivons, en terminant cette énumération, le thé et le café à la fin du repas, boissons dont il ne faut que recommander un emploi restreint, à titre de boisson digestive, plutôt que les conseiller.

CHAPITRE IV

DES CONDITIONS QUI FAVORISENT LA DIGESTION

En dehors de la régularité des repas, de la quantité de nos aliments et du choix de ces aliments, d'autres facteurs interviennent pour favoriser la digestion et nous éviter de devenir dyspeptiques.

L'appétit.

En effet, si nous poursuivons toujours notre idée des phénomènes dyspeptiques engendrés par des fautes d'hygiène digestive, nous voyons que ces fautes peuvent être occasionnées soit par un défaut d'idéation qui fait que, préoccupés par d'autres soucis que celui de manger, nous négligeons d'activer notre sens de l'appétit qui aiguise la faim, soit, au contraire, par une imagination gourmande qui fait que, suivant l'expression vulgaire, les yeux sont plus grands que le ventre, nous excitons ce sens de l'appétit au delà de ses limites. Ce sont là des causes fréquentes de dyspepsie, qu'il est facile d'éviter. Expliquons-nous donc à leur sujet pour chercher à nous en garantir.

La faim est un sentiment purement instinctif, mais qui, comme tout instinct, peut être développé, amoindri ou modifié par l'éducation. Exemple, l'enfant nouveau-né dont l'un des premiers actes est en criant de se précipiter sur le sein pour y pratiquer aussitôt des mouvements de succion ; voyez avec quelle facilité on arrive à réglementer cette fonction et à fixer ses heures de tétée.

Il en est de même chez l'adulte dont l'organisme s'habitue à prendre des repas à heure régulière, en sorte que l'irrégularité, comme nous l'avons dit plus haut, présente des effets néfastes au bon fonctionnement du tube digestif. Mais la faim, simple instinct, qui n'est qu'un besoin indiquant que le moment est venu de prendre la nourriture, engendre bientôt un autre état psychique, un désir, c'est l'appétit. L'appétit est, en effet, une impulsion qui nous fait rechercher et préférer certains aliments, en sorte qu'on doit couramment apaiser la faim et satisfaire l'appétit.

S'il se peut que le besoin précède le désir, que la faim engendre l'appétit, combien fréquents sont les gens qui ont le besoin et n'ont pas le désir, alors que chez d'autres l'appétit s'aiguisant suscite au contraire le désir : la vue d'un mets délicat, par exemple, stimule l'appétit et donne la sensation de faim, ou encore en goûtant à un plat bien préparé, la faim s'excite et le vieil adage devient vrai qui dit que l'appétit vient en mangeant. Ainsi, l'appétit nous apparaît comme des plus utiles et même indispensable à une bonne digestion. Mais il ne faut pas considérer ce désir comme le critérium du besoin d'aliments.

En agissant ainsi on serait induit à s'alimenter d'une façon capricieuse, à se nourrir tantôt trop, tantôt trop peu. Se laissant conduire par leur appétit, les uns mangent d'une façon excessive; pour avoir eu une trop belle santé, à en juger par leur appétit toujours en éveil, ils arrivent à la maladie; les autres, au contraire, n'ayant qu'un petit appétit et se refusant à manger suffisamment, restent maigres, chétifs, et n'offrent aucune résistance aux maladies qui les atteignent.

En résumé, s'il est indispensable d'avoir un bon appétit et de l'entretenir avec soin pour pouvoir se nourrir avec plaisir et avec profit, il est indispensable de rester le maître de son appétit et de le diriger au lieu de se laisser conduire par lui.

Le climat.

L'influence du climat sur les fonctions de la digestion est aussi un fait d'une évidence banale. Le maintien de la température du corps exigeant une dépense de combustibles beaucoup plus grande dans un pays froid que sous un climat chaud, quand un habitant du Nord se transporte dans un pays chaud, s'il ne réduit pas son alimentation, s'il ne la modifie pas qualitativement, il s'expose à des troubles digestifs à peu près certains. On sait, du reste, que c'est pendant l'été que les organes digestifs semblent avoir une prédisposition particulière, en dehors même des excès alimentaires, au dérèglement de leurs fonctions; l'été est la saison des entérites. L'été, l'appétit est moins vif; n'est-ce pas là un avertissement à réduire notre alimentation ?

L'exercice.

« On digère autant avec ses jambes qu'avec son estomac », a dit Chomel dans un aphorisme souvent cité, très exact dans sa concision, mais dont on a fait abus. Il est évident que la vie au grand air, l'exercice sans surmenage facilitent le fonctionnement de l'appareil digestif. Nombreux sont les dyspeptiques, comme le dit Linossier, capables « de digérer des cailloux » dès qu'ils abandonnent leurs affaires pour courir les champs.

A la vérité, il faut prendre de l'exercice, surtout pour favoriser les échanges et les combustions organiques beaucoup plus que pour agir directement sur la digestion. D'après les expériences physiologiques et d'après l'observation chez l'enfant ou l'animal, on sait que le repos paraît favorable à la mise en train du travail digestif. C'est un besoin instinctif chez l'animal. Par contre, quand le travail digestif est commencé, il semble qu'un exercice modéré soit favorable, particulièrement à la fin de l'acte digestif. Aussi ne saurait-on établir des règles bien précises sur l'exercice à faire ou ne pas faire pour éviter la dyspepsie; le simple bon sens et la logique suffisent pour nous indiquer qu'il faut être modéré vis-à-vis de ce facteur de la digestion comme vis-à-vis des autres.

Le vêtement.

La question du vêtement est une question importante à régler pour éviter la dyspepsie. En effet, pour la genèse et l'entretien des troubles dyspeptiques, la constriction des organes digestifs par le corset chez la femme, par la ceinture chez l'homme est une cause de la plus parfaite évidence. Le Dr Hayem a consacré une étude attentive à ce qu'il a appelé « la maladie du corset » contre laquelle il est nécessaire de savoir se prémunir.

L'action fâcheuse du corset s'explique par l'immobilisation dans une gaine rigide et inextensible de la partie inférieure du thorax et de la partie supérieure de l'abdomen, régions appelées physiologiquement à subir des variations constantes de forme et de volume sous l'influence de la digestion. Elle peut dans certains cas aboutir à 3 déformations du tronc différentes, qui sont : 1° la constriction sushépatique donnant à la femme une taille courte, carrée et disgracieuse, entraînant, par refoulement des organes vers le bas, de l'hépatoptose, de la dislocation verticale de l'estomac, de la néphroptose et de l'entéroptose; 2° la constriction hépatique donnant une taille fine et élégante, assurant par compression du pylore et de la 1re portion du duodénum, entre le foie et la colonne vertébrale, l'occlusion mécanique de l'estomac et la dilatation de l'antre pylorique avec ou sans biloculation de l'estomac; 3° la constriction sushépatique réalisant une taille de guêpe longue et fine, entraînant, par coudure des angles coliques et du colon transverse refoulés, une constipation parfois des plus opiniâtres.

D'après Mme Gache-Sarraute, les conditions essentielles d'un bon corset pour ne présenter aucun des inconvénients précédents est de prendre son point d'appui sur les os du bassin sur lesquels on peut serrer impunément puisqu'ils sont incompressibles, descendre jusqu'au pubis, s'appliquer très exactement sur le corps dans toute sa portion abdominale en restant lâche dans la portion épigastrique, de manière à loger largement l'estomac.

Telles sont les règles d'hygiène à observer tant dans notre alimentation que dans notre digestion et dans les actes qui peuvent la favoriser, qu'il est utile de connaître pour éviter de devenir dyspeptique. Dans le chapitre suivant nous allons passer en revue les moyens, non plus de nous préserver de la fâcheuse dyspepsie, mais de nous en guérir quand on en est atteint.

TROISIÈME PARTIE

POUR SE GUÉRIR
QUAND ON EST DEVENU DYSPEPTIQUE

CHAPITRE I

LES DYSPEPSIES BUCCALES

1. *Définition. — Division.*

Si les règles d'hygiène alimentaire exposées dans les chapitres précédents n'ont pas été suivies, et si la dyspepsie s'est déclarée, comment y remédier? Evidemment, il faudra revenir autant que possible aux règles antérieurement enfreintes, mais encore faudra-t-il le faire avec discernement; et pour cela, malgré toute la science qu'on aura pu acquérir dans les livres, consulter avec profit son médecin, lequel seul est en état de juger du trouble fonctionnel modifié qu'il s'agit de régulariser.

S'il est louable — et nous en reparlerons plus loin — comme cela se fait beaucoup à l'étranger et aussi tend à se faire également en France dans nos stations hydrominérales, de consulter des tables de régime dans les hôtels ou dans les kurhaus, à quoi bon agir ainsi, si l'on n'est guidé par la raison qui détermine telle ou telle modification de ce régime ; aux dyspeptiques s'appliquent les règles générales d'hygiène digestive et alimentaire que nous avons formulées pour les bien portants ; mais chez eux plus que chez ceux-ci s'applique aussi cette notion de l'adaptation individuelle des règles générales que nous avons déjà soulignée plus haut, car chaque trouble particulier entraîne l'indication de prescriptions spéciales dont nous allons tracer rapidement un coup d'œil d'ensemble.

Evidemment, dans le traitement des troubles dyspeptiques, on devra avant tout s'attaquer à la cause ; mais cette notion de causalité qui doit dominer dans la classification des affections en général et des affections digestives en particulier, et qui nous permettrait à nous médecin, sachant pourquoi et comment le patient est devenu malade, de prévoir à coup sûr l'évolution de la maladie, et d'établir scientifiquement notre pronostic et notre thérapeutique, cette notion nous fait souvent défaut.

Aussi, en resterons-nous dans l'étude de l'hygiène des dyspeptiques, à la classification clinique, c'est-à-dire à celle dans laquelle les symptômes observés chez le malade sont les seuls mis en cause pour nous guider dans notre thérapeutique, dans laquelle l'interprétation est remplacée par la constatation des faits.

Considérant donc, comme nous l'avons dit au chapitre 1er, les dyspepsies comme des états pathologiques des fonctions digestives, en entravant ou en modifiant l'exercice sans qu'en fin de compte la fonction cesse de s'accomplir, nous aurons à envisager successivement les dyspepsies relevant des divers troubles élémentaires de l'acte digestif général, abstraction faite des autres troubles auxquels ils sont associés, et cela suivant plusieurs catégories, suivant qu'il y aura trouble fonctionnel par *excès*, par *diminution* ou encore par *perversion* des actes habituels de tel ou tel organe digestif.

Ainsi, passerons-nous successivement en revue l'hygiène des dyspeptiques par défaut de mastication ; l'hygiène des dyspeptiques salivaires, l'hygiène des dyspeptiques gastriques, qu'ils soient hypersthéniques, hyposthéniques ou dyspeptiques par fermentation, enfin l'hygiène des dyspepsies intestinales, dyspepsies biliaires, dyspepsies pancréatiques, dyspepsies duodénales, par excès ou par diminution de fonction.

Chemin faisant, nous aurons l'occasion d'exposer des régimes exclusifs pouvant s'adapter à plusieurs de ces variétés fonctionnelles de dyspepsies, la cure du repos stomacal absolu, le régime lacté intégral, le régime végétarien, le régime carné ; enfin nous donnerons également les indications des grandes médications des dyspeptiques, non point tant pour servir à ces malades de guide dans leur traitement, car encore une fois, ils ne doivent avoir d'autre guide que leur médecin, que pour leur faciliter la compréhension des ordonnances qu'ils suivent et satisfaire à ce besoin de la connaissance du pourquoi ? qui hante toujours chacun de nous.

Les dyspepsies de mastication.

De tous les actes de la digestion, la mastication est le seul qui nécessite la volonté et l'effort de l'homme : aussi, en général, est-il très défectueux et beaucoup de dyspepsies n'ont pour origine que son insuffisance.

Si l'absence de la mastication résulte seulement d'une mauvaise habitude, fréquente chez les personnes à gros appétit, très distraites, ou encore chez celles qui consacrent à leur repas un temps insuffisant, on peut y remédier en leur conseillant une mastication plus soigneuse. Quand l'insuffisance de mastication est la conséquence d'un mauvais état de la dentition, il faut y porter remède par les soins appropriés de la bouche ; enfin si, malgré tout, la mastication reste insuffisante, et l'examen macroscopique et microscopique des fèces après repas d'épreuve en facilitera le diagnostic, on devra y suppléer en hachant ou en pilant tous les aliments. L'usage de divers masticateurs, du moulin à viande, s'impose en pareil cas.

Le défaut de mastication entraîne à sa suite une autre variété de dyspepsie que la dyspepsie de mastication, c'est ce que Meunier a très bien étudié sous le nom de dyspepsie de salivation.

Les dyspepsies de salivation.

Les dyspepsies de salivation peuvent tenir à de

multiples causes, dont une des principales est, nous venons de le dire, le défaut de mastication suffisante. Mais, quelle qu'en soit la cause, d'après Meunier, il y a dyspepsie salivaire quand nous nous trouvons en présence d'un malade se plaignant de malaises stomacaux précoces, associés souvent à des douleurs tardives et quand on constate chez ce malade une diminution de la digestion salivaire, caractérisée par une insuffisance quantitative et qualitative de la sécrétion de la salive associée à une insuffisance de produits de digestion des amidons dans l'estomac.

Voici comment on y peut remédier : tout d'abord en conseillant au malade de mieux mastiquer ; ensuite en établissant un régime qui favorisera l'acte salivaire. Ainsi, contrairement à l'usage établi en France de manger les viandes avant les légumes, au dyspeptique salivaire, on recommandera de commencer son repas par les pâtes, les féculents, car la digestion des amidons se faisant dans la 3ᵉ phase de la digestion gastrique, et celle-ci étant entravée par la sécrétion chlorhydrique, le fait d'introduire dans l'estomac les viandes les premières, en déterminant la sécrétion chlorhydrique, peut arrêter l'action de la salive.

Deuxième règle ; la salive, liquide alcalin, agissant mieux en milieu alcalin, pour donner aux féculents leur maximum de digestibilité, on leur donnera une légère alcalinité en les faisant cuire dans une eau alcalinisée, comme l'eau de Vichy, par exemple.

Voici entre autres, une recette culinaire recommandée par Meunier. Faire cuire environ pendant 20 minutes un verre de riz de l'Inde, un verre d'eau de Vichy, deux verres d'eau et quantité suffisante de sel. Au bout de ce temps retirer du feu, et remuer le riz en le maintenant à une faible chaleur, jusqu'à évaporation de l'eau. Le riz ainsi préparé peut être additionné ou non de beurre et pris comme entrée ou en guise de pain.

Troisième règle concernant les boissons. Du fait que la transformation de l'amidon par la ptyaline a lieu à la température optima de 40°, on peut en déduire que les boissons chaudes favorisent l'action du ferment salivaire. Toujours, d'après Meunier, l'orge germée, par le germe qu'elle contient peut donner une boisson chaude très riche en diastase et possédant à un très haut degré le pouvoir de transformer les féculents insolubles en matières sucrées solubles. Voici la formule de cette tisane : moudre au moulin à café une cuillerée à soupe d'orge germée, mettre ensuite cette orge avec un verre d'eau froide dans un pot en terre qu'on placera au bain-marie bouillant pendant environ 10 minutes. Passer et sucrer comme une infusion quelconque.

Enfin, comme adjuvant thérapeutique, Meunier recommande l'emploi du masticatoire et la gomme à mâcher, employée en Amérique sous le nom de pepsin gum, chewing gum, et dans l'art vétérinaire chez les jeunes chevaux mangeant très rapidement, sous le nom de mastigadowe. Le masticatoire active en effet la salivation, puisqu'il peut faire fournir pendant 1 heure 100 à 150^{cc} d'une salive possédant un pouvoir saccharifiant considérable; au reste, les résultats cliniques sont manifestes, la quantité d'amidon digérée par l'estomac gagnant environ 50 % avec l'usage de ce produit; et si l'on considère, d'après les travaux récents de Roger, le rôle de la salive se poursuivant jusque dans l'intestin pour augmenter par sa présence l'action saccharifiante du suc pancréatique, on peut voir par là quels effets bienfaisants sur la digestion on peut en obtenir.

CHAPITRE II

LES DYSPEPSIES GASTRIQUES

Puisque nous avons considéré les dyspepsies comme des troubles de fonction, nous prendrons pour guide les modifications que subit cette fonction, en laissant sur un plan accessoire le chimisme stomacal, avec ses formes hyperchlorhydriques, hypochlorhydriques ou anachlorhydriques, et admettant que la physiologie de l'estomac ne saurait être dissociée, que les troubles fonctionnels de cet organe ne sont qu'en apparence prédominant sur tel ou tel de ces éléments sécréteur, moteur ou sensitif, et portent sur l'organe entier, nous envisagerons successivement l'hygiène thérapeutique des dyspepsies 1° par exagération de fonction ou dyspepsies hypersthéniques, 2° par insuffisance de fonction, ou dyspepsies hyposténiques, et 3° par perversion de fonction ou dyspepsies de fermentation.

§ I. — DYSPEPSIES HYPERSTHÉNIQUES .

Définition.

Nous ne saurions, bien entendu, dans un livre auss

général, dissocier les formes diverses des dyspepsies gastriques hypersthéniques, c'est-à-dire de cet état morbide de l'estomac dans lequel sa sécrétion et son acide chlorhydrique en particulier sont augmentés, plus ou moins, mais toujours augmentés, dans lequel la sensibilité de sa muqueuse est exagérée, dans lequel la musculature pylorique est en état d'hyperexcitabilité, dans lequel enfin l'estomac se distend parce qu'il se vide mal, mais lutte encore contre l'obstacle à son évacuation, en un mot, état morbide dans lequel la sécrétion, la sensibilité, la musculature sont en état d'hyperfonctionnement, ce qui donne lieu à une série de manifestations morbides de même sens constituant un ensemble clinique entraînant par leur définition même l'indication hygiénique très précise de leur sédation.

Ces dyspepsies hypersthéniques englobent dans leur description les dyspepsies acides de Gubler, les dyspepsies hyperchlorhydriques de Germain Sée, la gastrosucchorée, le catarrhe acide, la gastrite hyperpeptique d'Hayem, enfin un grand nombre de cas considérés jadis comme des dilatations d'estomac.

Leurs causes.

Comme cause, elles reconnaissent toutes les fautes d'hygiène prophylactiques que nous avons énumérées dans les chapitres précédents; dans la classe pauvre, l'alcoolisme, les boissons de mauvaise qualité ou frelatées, l'alimentation grossière, le surmenage physique; dans la classe aisée, le surmenage nerveux, les grandes émotions, les excès alimentaires, l'alimentation trop recherchée, l'irrégularité des repas, l'abus des condiments, des liqueurs, la sédentarité; en somme, elle est un des grands retentissements morbides de la lutte pour la vie, évoluant de préférence chez des névropathes acquis ou héréditaires, chez des arthritiques, des herpétiques, des chlorotiques ou des bacillaires.

Leurs caractères.

Ces dyspepsies se caractérisent en général par l'aspect clinique suivant; amaigrissement plus ou moins marqué, parfois assez considérable pour donner lieu au tableau de la cachexie; l'appétit généralement conservé, parfois même augmenté, ces malades ont souvent une soif vive, que l'on pourrait dire providentielle, puisqu'en la satisfaisant ils peuvent atténuer par la dilution de leur liquide gastrique l'acidité cause de leurs douleurs; c'est qu'en effet ils souffrent avant les repas quand leur estomac avide n'a rien pour calmer son hyperexcitabilité sensitive, motrice et sécrétrice, souffrances qui diminuent momentanément pendant les repas, mais qui réapparaissent 3 à 4 heures après dans la journée et, la nuit, réveillent à heure fixe.

Ce sont de véritables accès gastriques qui s'expliquent par ce fait que lorsque l'estomac a évacué son contenu, il est de nouveau, comme avant le repas, se mouvant, sécrétant et ressentant à vide. Cette apparition de la douleur ainsi en rapport avec l'heure des repas est un des grands signes diagnostiques, et nous verrons en effet plus loin qu'elle sert nettement à distinguer cette variété de dyspepsie, de la dyspepsie hyposthénique, au cours de laquelle les malades, comme nous l'apprendrons tout à l'heure, souffrent immédiatement après les repas, dès qu'ils ingèrent des aliments.

Quand il y a des vomissements, c'est 3 à 4 heures après le repas qu'ils surviennent comme la crise douloureuse. Ajoutons que ces malades ont une langue plutôt bonne, parfois très rouge, qu'ils sont généralement des constipés avec coprostase cœcale, que leur estomac est distendu avec clapotage par le fait du spasme pylorique qui empêche l'issue des aliments, que le foie est souvent augmenté de volume et douloureux à la pression; enfin que le chimisme stomacal montre une augmentation de l'acidité chlorhydrique, une digestion des féculents amoindrie, une digestion des albuminoïdes imparfaite.

Tel est le bilan de ces hypersthénies gastriques qui peuvent se compliquer de retentissements morbides sur le système nerveux, pouvant donner naissance aux névropathies diverses, particulièrement aux syndromes neurasthéniques, et sont capables d'aboutir, après une phase de dérèglement fonctionnel plus ou moins prolongée, à une phase lésionnale caractérisée par des hémorragies, des ulcérations, et de la sténose du pylore.

Hygiène générale.

L'hygiène et la thérapeutique de ces dyspepsies

devra donc avoir pour objectif de diminuer l'excitation fonctionnelle qui en est l'acte pathogénique essentiel, puisque c'est elle qui constitue le pivot de la symptomatologie, et ce sont les données de cette hygiène et de cette thérapeutique que nous allons exposer maintenant d'après les idées de notre maître Albert Robin (1) que nous avons pleinement adoptées.

« De semblables malades doivent mesurer avec prudence toutes dépenses d'énergie morale et physique, puisque chaque effort dépassant la mesure retentira sur l'estomac. Une promenade trop longue, une marche trop rapide, une soirée passée au delà de l'heure coutumière du sommeil, un travail musculaire ou intellectuel trop actif et trop prolongé, une grande joie ou un accès de tristesse, une émotion soudaine, des actes vénériens intempestifs, en un mot, tout dérangement, si minime soit-il, dans la monotonie de l'existence devient une cause d'excitation gastrique qui entretient la maladie ou engendre une crise.

Donc, il faut une vie réglée comme dans un cloître : lever matinal, toilette à l'eau tiède, afin d'éviter une réaction trop vive ; repas à heures strictement régulières ; travail ménagé, mais pas de paresse ni d'inaction qui prédisposent à la neurasthénie ; exercices doux et sans dépenses imprévues de forces physiques ; coucher de bonne heure avec une moyenne de 9 heures de

(1) Pr Albert ROBIN, *Maladies de l'estomac* (O. Doin, éditeur).

sommeil. Après le repas, un repos d'une demi-heure à 2 heures ; ce repos ne devra pas être pris couché, mais étendu sur un bon fauteuil, les jambes légèrement élevées sur un bon coussin ; il est bien entendu que ce repos n'est indiqué que chez ceux qui s'en trouvent bien et se réveillent avec un sentiment de bien-être ; contre-indiqué, au contraire, chez ceux qui s'éveillent avec des malaises, de la lourdeur de tête, des gonflements, un état demi-nauséeux dont ils ne se débarrassent que lentement.

Pendant cette période de repos qui suit le repas, on aura avantage à appliquer sur le creux épigastrique des serviettes chaudes ou un sac de caoutchouc rempli d'eau chaude, ou l'un des nombreux thermophores connus, ou encore l'appareil à circulation d'eau chaude de Viererst (de Louvain), ou l'appareil de Winternitz.

Enfin, les soins journaliers de la peau font partie de l'hygiène des hypersthéniques. Grands lavages le matin au tub, avec l'eau tiède suivis d'une friction avec l'eau de Cologne ; deux fois par semaine ou une fois tout au moins, un grand bain tempéré de 34 à 35° au plus, et de 20 minutes de durée, additionné de 250 grammes de gélatine de Paris et de 300 à 500 grammes de cristaux de soude, toutes prescriptions hygiéniques qui ont pour but de réduire au minimum les excitations de divers ordres qui peuvent retentir sur l'estomac. »

Régime alimentaire.

Le régime alimentaire, que nous allons exposer suivant les idées du Pr Robin et dont nous avons pu constater maintes fois près de lui les excellents résultats, est destiné à modérer les excitations directes de la muqueuse gastrique.

Ce régime envisagé dans ses grandes lignes comporte trois étapes successives, l'une de régime lacté absolu, l'autre de régime lactovégétarien, le dernier enfin d'un régime mixte. Il va sans dire que ces trois étapes n'ont rien d'absolu, qu'elles ne doivent pas être prises à la lettre, qu'elles doivent s'adapter aux variations individuelles qui fait que chaque malade modifie le type général d'une maladie.

Régime lacté absolu.

Ces restrictions admises, le régime de l'hypersthénique doit être au début, toutes les fois que cela se peut, le régime lacté absolu pendant 2 à 4 semaines. Ce régime a le triple avantage de reposer l'estomac, de saturer l'acide chlorhydrique libre grâce à l'état de fine division dans lequel se trouve la caséine, enfin de nourrir mieux le malade, qui assimile mieux le lait que toute autre nourriture. Mais ce n'est point tout de savoir qu'il faut prendre du lait, il faut mieux savoir comment le prendre, quelle quantité, sous quelle forme, de quelle façon, l'espacement, le mode de prise, les coupages et additions possibles.

L'empirisme indique qu'il faut espacer les repas;

aussi donnera-t-on de 7 heures du matin à 10 heures du soir, toutes les 3 heures, soit 6 fois par jour, une quantité déterminée de lait, environ 500 grammes, pour débuter un peu moins, 400, pour continuer un peu plus, 600, 700, 800 grammes pour atteindre 3 litres, 3 litres 1/2, 4 litres et même 5 litres dans la journée. Il est capital de rappeler aux malades que le lait est un aliment et non une simple boisson, qu'il doit être *mangé* et non bu, c'est-à-dire pris à petites gorgées ou à la cuiller en une vingtaine de minutes au moins, de façon à éviter la coagulation en masse d'une grande quantité de lait dans l'estomac, gros caillot caséeux rebelle à l'attaque des sucs digestifs, au lieu de petits caillots isolés, dissociés, de digestion facile.

Il vaut mieux prendre le lait froid que chaud, cru que bouilli, complet qu'écrémé. — Ce régime lacté absolu est, bien entendu, un régime d'entretien et non point un régime de travail ; tout malade qui y sera soumis sera donc astreint à un repos absolu (lit, chaise-longue, quelques heures seulement de station assise ou de marche). On devra le continuer tant que le malade le supportera et surtout augmentera de poids. Quand le poids deviendra stationnaire ou aura une tendance à diminuer, on devra le cesser ; parfois, cependant, on peut y être amené plus tôt, soit à cause de l'intolérance, soit à cause de nouveaux troubles dyspeptiques, faciles à mettre en évidence chez des gens non dyspeptiques antérieurement et qui ont été soumis à la cure du lait pour une maladie des reins par exemple; ce sont des dyspepsies du lait, comme les a appelées Gallois.

Ainsi le lait, aliment de digestion et d'assimilation facile, doit-il être considéré comme un *aliment de repos digestif*, de plus, il est un agent précieux de dépuration et d'intoxication générale, un aliment de désinfection relative du tube digestif, enfin, et son usage est en cela précieux chez les hypersthéniques hyperchlorhydriques, parce qu'il est un agent précieux de déchloruration et qu'en conséquence il ralentit la formation d'acide chlorhydrique en excès.

Moyens pour tolérer le régime lacté absolu.

Son utilité est donc incontestable, et on doit s'appliquer par tous les moyens possibles à le faire supporter aux malades. Cela peut être obtenu de différentes manières ; soit qu'après chaque prise de lait on fasse prendre une cuillerée d'eau de chaux, ou avant chaque prise une goutte de laudanum dans un peu d'eau ; soit qu'après le lait on fasse absorber une cuillerée à café d'élixir de pepsine ou un cachet de 0,50 de pepsine.

Chez quelques malades le lait donne lieu à des fermentations gastriques abondantes et fétides; dans ces cas de fermentations butyriques, on prendra au milieu de chaque prise une grande cuillerée d'une solution de

> Fluorure d'ammonium   0,20
> Eau distillée............................   300

Certaines fois, le régime lacté entraînera des crampes d'estomac, des aigreurs, qui surviendront entre deux prises; c'est dans ces cas qu'on pourra utilement avoir recours aux poudres de saturation dont voici une formule.

Magnésie calcinée................⎱
Bicarbonate de soude.............⎰ aâ 0,50
Craie préparée.. ....⎰
Sous-nitrate de bismuth ....⎰
Codéine .... 0,005 milligr.
   pour un paquet; à délayer dans un peu d'eau.

Et, suivant que le lait provoquera de la diarrhée ou de la constipation, on augmentera dans cette poudre la proportion de sous-nitrate de bismuth ou la proportion de magnésie.

Régime ovo-lacté et lacto-végétarien.

Quand on aura obtenu avec ce régime lacté strict, le maximum de résultats thérapeutiques désiré, on aura recours à un régime soit ovo-lacté, soit lacto-végétarien.

Aliment nutritif et parfaitement digestible, l'œuf après le lait mérite une des premières places dans la nutrition des dyspeptiques. Associés au lait, on en donne cinq à six par jour, en arrivant progressivement à cette dose en commençant deux par deux. Ainsi, on réglera ce régime ovo-lacté de la façon suivante : Le lait sera pris par verre toutes les trois heures, comme cela a été indiqué précédemment, et le premier jour on commencera dans le verre du midi et dans celui du soir à battre un œuf; le deuxième jour dans quatre des verres au lieu de deux on en battra un; et ainsi le troisième ou le quatrième jour on arrivera à en faire supporter cinq à six.

Puis, suivant la tolérance de l'estomac, on fera prendre les œufs à la coque très peu cuits, les œufs bouillis, des potages épais et à la crème fraîche avec du tapioca, de la semoule, des pâtes alimentaires, des jaunes d'œuf; puis le riz, les farines de végétaux azotés, tels que lentilles, haricots rouges et blancs, pois, fèves; enfin le macaroni, les nouilles, les purées d'artichauts, de pommes de terre, de carottes, de navets, les épinards. Le pain devient permis, grillé et en petite quantité, enfin comme dessert les crèmes cuites, les marmelades de pommes ou les poires cuites.

Ainsi dans le régime lacté ou ovo-lacté, nous n'avions donné jusqu'ici à l'estomac que des aliments se digérant avec une grande facilité, et le moins propres à l'exciter tout en suffisant à la ration d'entretien. Avec l'introduction des légumes, nous abordons un régime de transition, c'est-à-dire que nous donnons à l'estomac des matériaux plus difficiles à digérer, mais aussi par le fait qu'ils sont associés à des aliments facilement digestibles, ils servent d'étape intermédiaire au régime mixte avec viande, sans constituer une surcharge alimentaire et de plus par ce fait que ce régime est restreint au point de vue azoté, il devient par cela même aussi un intermédiaire entre l'alimentation lactée et cette alimentation mixte, un degré indispensable vers le régime carné.

Cette deuxième étape du régime durera de 10 à 20 jours; à ce moment les repas pourront être ainsi organisés.

> au réveil : 1/2 litre de lait;
> à 11 heures : déjeuner composé de quelques-uns des aliments ci-dessus avec du lait comme boisson;
> à 4 heures : 1/2 litre de lait;
> à 7 heures 1/2 : diner composé des aliments précédents et encore du lait comme boisson.

Régime mixte.

Durant les derniers jours on ajoutera à chacun des repas, soit du poisson bouilli (sole, merlan, barbue, turbot), soit de petites quantités de viande crue hachée ou de viande bien cuite finement divisée et passée pour en éliminer les parties tendineuses.

A ce moment, on supprimera le lait pendant les repas et on le remplacera par de l'eau pure pendant trois ou quatre jours avant de procéder à la totale suppression du lait et de passer à la troisième étape.

La troisième étape, c'est un régime mixte, qui peu à peu élargi deviendra le régime normal. On débutera par les poissons maigres, cuits au court-bouillon, servis sans sauce, avec une trace de sel et un peu de jus de citron comme assaisonnement.

On sait que les poissons maigres sont la sole, le merlan, le turbot, la perche, le brochet; sont donc interdits les poissons gras comme saumon, maquereau,
anguille, hareng, sardine et carpe. On autorisera ensuite
les viandes, à la condition qu'elles soient rôties, bien
cuites, finement divisées et lentement mastiquées.

Toutes les viandes sont permises sans exception, mais
on interdira toutes les sauces, et tout assaisonnement
en dehors d'une toute petite quantité de sel. Comme
légumes, on choisira de préférence ceux riches en azote,
comme lentilles, pois, haricots, fèves; ces légumes décortiqués seront cuits à l'eau, écrasés en purée avec un peu
de sel sans beurre; pour leur donner une forme culinaire qui les rendent sapides, on pourra les lier avec du
lait ou un œuf. A la rigueur chez certains malades
amaigris, on pourra les additionner sur la table d'un
peu de beurre frais. Le pain sera réduit au minimum et
grillé. Comme desserts, on permettra des fruits cuits, en
marmelade.

Seront interdits d'une façon absolue la charcuterie,
le gibier faisandé, les viandes marinées, les salaisons,
les hors-d'œuvre, les sauces, le beurre cuit, les graisses,
les fritures, les pâtisseries, le fromage; le chocolat, tous
les condiments, poivre, moutarde, etc., les acides, les
crudités, légumes, salades ou fruits; les poissons gras,
les truffes, les champignons; les entremets, les glaces,
en un mot tous les excitateurs de la fonction gastrique.

Comme boisson, le lait, l'eau pure, les eaux minérales sédatives, c'est-à-dire faiblement minéralisées, à prédominance calcique et non gazeuse. De préférence les boissons seront prises chaudes ; les infusions de camomille, de tilleul, de fleurs d'oranger seront conseillées avec avantage. A défaut d'eau pure, on prendra les eaux d'Evian, d'Alet, de Condillac.

Aux malades qui trouvent le régime d'eau pure trop sévère, on pourra faire prendre de la bière mais de la bière faite avec le vieux procédé de la fermentation haute. Comme quantité le malade boira à sa soif pendant les repas, et jamais en dehors des repas. On interdira toutes les boissons alcooliques, le vin surtout, le vin rouge et les vins jeunes un peu acides, les alcools, le café, le vin de champagne, les eaux minérales gazeuses, les boissons glacées.

Et ainsi on pourra régler le repas d'un dyspeptique de la façon suivante : — au premier déjeuner : 1 ou 2 œufs à la coque, peu cuits ; 2 à 3 languettes de pain grillé sans beurre ; — point de liquide à ce repas.

Au second déjeuner : œufs bouillis, poisson cuit au court-bouillon avec un peu de sel et de jus de citron ; un rôti sans sauce ; une purée de légumes cuits à l'eau sans beurre, accommodés au lait ou liés avec un jaune d'œuf, additionnés ou non, à table même, avec un peu de beurre frais ; fruits cuits ; un peu de pain grillé. Comme boisson, eau pure ou un peu de bière légère, ou bière de malt.

Au dîner une tasse de bouillon frais, un potage au lait

de préférence, poisson, volaille rôtie, purée de légumes, crème cuite, fruits cuits ; boisson comme au déjeuner.

Interdiction absolue de rien prendre dans l'intervalle des repas.

Régime sec.

Certains, sous l'influence des idées de Chomel, créateur du terme de dyspepsies des liquides, des idées de Scheveninger, puis de Bouchard concernant les dilatés de l'estomac, emploient encore chez ces malades hypersthéniques le régime sec, c'est-à-dire qu'ils repoussent dans le traitement alimentaire, les aliments aqueux, les soupes, les fruits, ne leur permettent qu'un verre et demi de boisson à chaque repas, et ne leur donnent que des viandes rôties, des œufs et des féculents. Le Pr Bouchard a fixé ce régime sec de la façon suivante : 2 repas seulement par jour, l'un à 10 heures, l'autre à 7 heures ; ne jamais les prendre plus rapprochés ; tous les aliments sont permis sauf les graisses, qu'il faut soigneusement éviter ; on ne doit manger que de la croûte de pain ou du pain grillé.

Quant aux boissons, 375 grammes seulement à chaque repas ; se composant de 1/4 de vin blanc léger, de 1/3 de bière ou d'une cuillerée d'eau-de-vie, coupés d'eaux minérales de table ; pas de vins rouges, ni de liqueurs ; ne jamais boire entre les repas.

Le régime sec par trop exagéré ne saurait convenir au genre de dyspeptiques que nous passons en revue en ce moment, par ce fait qu'à ces malades qui ont plusieurs grammes d'HCl (acide chlorhydrique) dans leur estomac, en leur ordonnant la diète des boissons, on enlève la possibilité de diluer leur suc gastrique concentré dont l'acide en excès irrite la muqueuse, met en jeu des réflexes divers et amène la contracture spasmodique du pylore.

Agents médicamenteux recommandés.

En raison de cet excès d'acidité gastrique, on évitera de donner à ces malades, comme certains le conseillent, l'HCl en solution à 4/000, puisque agir ainsi serait augmenter leur acidité; on évitera tous les excitants d'une muqueuse déjà trop irritée tels que sont les antiseptiques, charbon, naphtol, salol; — à plus forte raison écartera-ton les stimulants gastriques, tels que strychnine, amers, massage, électricité. Le bicarbonate de soude, qui semble *a priori* devoir être utile pour saturer l'acidité gastrique, doit être proscrit, parce qu'il aide à la formation de l'IICl; en un mot la médication devra être comme le régime une médication sédative. Cette médication sédative devra s'exercer sur la sécrétion exagérée, sur la suractivité circulatoire, sur l'excitation nerveuse directe ou réflexe et pour cela nous avons deux modes de procéder, soit par une médication centrale soit par une médication périphérique. Etant donné que l'un des meilleurs agents circulatoires que nous ayons à notre disposition est l'*ergot de seigle*, que parmi les modérateurs réflexes nous comptons l'*opium et la morphine, la coque du Levant et son alcaloïde*, la *picrotoxine,* le *veratrum et la vératrine,* enfin parmi les stupéfiants, les hypocriniques et les modérateurs de l'activité musculaire, *la belladone et l'atropine,* on se trouvera bien d'associer leurs diverses actions médicamenteuses suivant les formules du Pʳ Albert Robin, quel que soit le reproche de polypharmacie qu'on leur ait fait plus par ignorance qu'avec justice ; c'est ainsi que réussira fort bien chez des hypersthéniques à intolérance gastrique l'emploi de 5 à 6 gouttes dans un peu d'eau, 5 minutes avant les repas, de la mixture suivante :

Picrotoxine......................	0,05 cg.
Alcool pour dissoudre.............	q. s.
Chlohydrate de morphine	0,05 cg.
Sulfate neutre d'atropine...........	0,01 cg.
Ergotine Bonjean	1 gr.
Eau distillée de laurier-cerise	12 gr.

Dans les formes douloureuses, sans intolérance gastrique, lorsque l'estomac est sensible à la pression ou même spontanément on donne avec succès V à VI gouttes dans une cuillerée d'eau 5 à 6 minutes avant les repas de la mixture :

Ergotine Bonjean..................	3 gr.
Eau distillée pour dissoudre.........	4 gr.
Teinture de menispermum cocculus...	
— de veratrum viride	
— de belladone	ââ 5 gr.
— thébaïque.................	

Chez certains malades très excitables éprouvant des

troubles stomacaux avec retentissements nerveux presque aussitôt après les repas, on se trouvera bien d'employer l'*hydrate de chloral* à faible dose 5 minutes avant les repas suivant la formule suivante :

Hydrate de chloral .... 2 gr. 50
Bromure de potassium............. 1 gr.
Laudanum .... X gttes
Eau distillée....................... 10 gr.
X gouttes de cette solution dans 1 cuillerée d'eau.

Enfin quand on aura réalisé la sédation gastrique à l'aide des médicaments précédents, il y aura lieu d'aider à la digestion du repas ingéré, et pour cela on pourra donner *pepsine* à titre 50, 0 gr. 50 pour 1 cachet à prendre au milieu du repas, ou 2 à 3 pilules de *pancréatine* de 0 gr. 10 après le repas, ou encore de la *maltine* (0 gr. 10) mélangée à la pepsine.

A ces traitements qui agissent dans la majorité des cas, il est utile d'ajouter certains médicaments sédatifs complémentaires qui permettent en cas d'insuccès des premiers, de réaliser certaines fois une amélioration assez marquée. Ce sont entre autres, le *biborate de soude* associé à la codéine de la façon suivante :

Biborate de soude .... 30 gr.
Codéine....................... 0,30 cg.
Mêlés et divisés en 30 paquets. 1 paquet avant le repas

Ce sont encore le *phosphate tribasique* de chaux à la dose de 2 à 4 grammes au milieu du repas, le sirop *polybromuré arsenical* de Coutaret, dont on prendra une cuillerée à soupe au commencement du repas.

Dans certains cas on se trouvera bien de l'emploi à hautes doses de *sous-nitrate de bismuth*, tel que le préconise le Pr Hayem et dont les effets calmants et anti-spasmodiques peuvent être utilisés avec succès chez les hypersthéniques. On prendra 15 à 20 grammes de bismuth par paquet de 5 à 6 grammes, trois fois par jour, ou mieux une seule fois le matin à jeun 10 à 25 minutes avant le premier repas dans un 1/2 verre d'eau qu'on avale d'un trait. Ainsi employé son action topique semble être des plus importantes et c'est à elle qu'on doit rapporter la sédation des phénomènes réflexes sécrétoires ou moteurs, aussi bien que la disparition de l'hyperesthésie qu'on observe après son administration.

Dans d'autres cas d'hypersthénie gastrique, particulièrement dans les cas accompagnés de fermentation avec diarrhée, la *médication acide* vulgarisée en France par Coutaret peut rendre des services en inhibant partiellement la fonction chlorhydrique de l'estomac, en faisant obstacle aux fermentations secondaires, et en favorisant l'action de la pepsine.

Voici, sous le nom de gouttes régaliennes, une des formules de Coutaret.

Acide nitrique......................	3 gr.
Acide chlorhydrique.................	4 gr.
Alcool à 80°......................	12 gr.
Eau distillée......................	16 gr.

Donner de 10 à 20 gouttes après le repas dans un peu d'eau rougie.

Hydrothérapie.

A ces régimes et à ces diverses médications, il convient d'ajouter le traitement hydrologique de ces dyspepsies hypersthéniques.

Tout d'abord, le traitement hydrothérapique. L'hydrothérapie doit être avant tout sédative d'abord, tonique ensuite ; aussi les bains tempérés conviennent en général à ces dyspeptiques nerveux irritables, surmenés, bains d'une durée d'une demi-heure à trois quarts d'heure, renouvelés 3 à 4 fois par semaine ; les grands lavages matin et soir au tub à l'eau tiède ; les affusions tièdes, la compresse réchauffante, la douche écossaise, c'est-à-dire une douche tiède de 2 à 5 minutes suivie d'une douche froide de quelques secondes seulement ; signalons encore la douche combinée, la douche à arrosage tempérée telles qu'on les pratique à Paris chez Keller ou dans les établissements de Divonne, etc.

En pratique, on peut avoir recours à la technique suivante recommandée par Albert Robin : au réveil le sujet est enveloppé dans un drap trempé dans l'eau à 25° ; pendant 1 à 2 minutes, on exerce un léger tapotement sur tout le corps, sans faire de frictions, et l'on cesse quand le malade commence à éprouver une sensation de chaleur ; alors on l'essuie dans un drap sec et on le remet au lit pendant un quart d'heure : de cette façon, la réaction est très modérée et les effets toujours sédatifs. En somme, dans le traitement hydrothérapique des hypersthénies, on tiendra compte non seulement de la maladie, mais des malades et de leurs réactions individuelles, maniant suivant les cas et suivant l'état variable du sujet, les applications sédatives et toniques et se souvenant que l'excitation produite par la douche est d'autant plus vive que l'eau est plus froide, la dose plus énergique, la durée plus courte.

Traitement hydro-minéral.

« Le traitement hydrominéral des dyspeptiques hypersthéniques est assez difficile à établir, car il n'est guère de station où l'on n'ait enregistré des améliorations, si bien que la plupart des établissements thermaux inscrivent ces dyspepsies au nombre des maladies qu'ils revendiquent. De là le scepticisme d'un grand nombre de malades, et de beaucoup de médecins, en face de cette question d'hygiène thérapeutique qui n'est point nettement résolue, faute de s'entendre sur les indications et les contre-indications de telles ou telles stations hydrominérales. Le but cherché dans la cure d'eau minérale doit être, comme pour tout le reste du traitement, de diminuer l'excitation fonctionnelle qui est le *primum movens* de cette dyspepsie, puis envisageant non plus la maladie, mais le malade lui-même, on étudiera à quelle forme de dyspepsie hypersthénique, et à quelle période de son évolution se trouve le malade, quelles sont les dominantes symptomatiques, et de toutes ces indications recueillies, on s'efforcera à rapprocher la médication de ces indications, en d'autres termes on s'ingéniera à les adapter les uns aux autres.

C'est ainsi que sachant que les eaux fortement minéralisées, les eaux bicarbonatées-sodiques, les bicarbonatées sulfatées chlorurées, prises en boisson augmentent l'acide chlorhydrique, on saura qu'elles sont contre-indiquées chez les hypersthéniques avec hyperchlorhydrie, tandis que leur conviendront les cures sédatives dont le caractère est d'être peu minéralisées, dépourvues d'acide carbonique, tièdes, et contenant une certaine proportion de matières organiques.

Voici, d'après Albert Robin, comment on peut faire une application pratique du traitement hydro-minéral. Chez les hypersthéniques tenant à une lésion du système nerveux comme le tabes, on conseillera La Maloue, Néris, Wildbad. Aux hypersthéniques d'origine névrosique, on prescrira Bagnères de Bigorre, Badenweiler, Saint-Sauveur. Chez les hypersthéniques surmenés intellectuellement, rhumatisants, on se trouvera bien de la balnéation chlorurée-sodique, de Salies du Jura, de Biarritz, de Salies-de-Béarn, de Rheinfelden, ou d'eaux moins minéralisées comme Salins-Moutiers, Balaruc, Bourbonne-les-Bains, Bourbon-Lancy, Bourbon-l'Archambault. S'il s'agit d'hypersthéniques constipés, on aura le choix entre Châtel-Guyon, Brides, Kissingen, Carlsbad, Marienbad; d'hypersthéniques avec congestion du foie, la cure de Vichy réussira merveilleusement en employant de préférence les sources Chomel et Grande-Grille telle que Deléage le recommande associées de la façon suivante : petite dose de Chomel au réveil, grande dose 1 heure et demie après le déjeuner, petite dose de Grande-Grille une heure et demie après ; ou encore Vichy Grande-Grille à doses fractionnées suivant la méthode de Linossier pour cette raison que chaque nouvelle ingestion d'eau alcaline, prise par 60 grammes trois fois avant chaque repas, sature l'acidité développée à la suite de l'ingestion précédente et que grâce à cette excitation successive, l'activité sensitive de la muqueuse est en quelque sorte épuisée au moment où est ingéré le repas.

Quant aux hypersthéniques à stase gastrique avec fermentation secondaire, ils se trouvent bien des eaux inermes ou faiblement minéralisées telles que celles de Bagnères de Bigorre, d'Alet, d'Evian, de Thonon. de Contrexéville, de Vittel. Enfin, quand les diverses indications ne concordent pas, on aura la ressource des eaux mixtes associées ou successives dont l'usage n'est point encore en France suffisamment répandu. »

Le régime dans les stations minérales.

Chez tous ces malades, il faudra insister pendant la cure sur la régularité du régime et de l'hygiène. Beaucoup de malades ont trop tendance à considérer les eaux comme une période de vacances pendant laquelle ils doivent prendre le maximum de distractions. Ils pensent aussi que durant la cure les bons effets de l'eau minérale leur permettent de relâcher la sévérité du régime qui leur a été prescrit, et ils se livrent à des écarts de nourriture que favorisent ou plutôt que favorisaient les hôteliers, en maintenant, malgré les efforts des médecins, la déplorable table d'hôte où sont servis les mets les plus indigestes et les plus nuisibles à la cure.

Il est vrai de dire qu'à l'heure actuelle en France le Syndicat général des médecins des stations balnéaires et climatériques a pris énergiquement la question en main, que des tables de régime ont été dans certains pays étrangers instituées ainsi que nous en avons eu le témoignage dans un petit article résumé que nous a remis le Dr Gans, de Carlsbad ; mieux, que des kurhaus, des maisons de régimes pour certains malades à estomac délicat ont été fondées, questions qui, à l'heure actuelle, abordées déjà très antérieurement par les médecins français et exploitées systématiquement à l'étranger, sont reprises à nouveau en France, témoin les travaux de Janicot, de Mazeran et autres.

Si la systématisation de ces méthodes a pu réussir ailleurs qu'en nos stations minérales si riches et si variées pour attirer et retenir une partie de la clientèle, je crois qu'une orientation nouvelle de celles-ci que nous voyons poindre sous l'impulsion des médecins hydrologues de France atteindra mieux le but souhaité et s'accommodera mieux à nos mœurs d'indépendance et de liberté.

En effet, si je consulte les cartes des menus de Vichy que m'a obligeamment indiqués notre distingué collègue le Dr Mauban (1), je crois qu'un malade, soucieux d'accomplir avec sa cure minérale une cure diététique parallèle, peut dans les hôtels de cette grande station française l'accomplir aussi bien sinon mieux qu'à Carlsbad ; en rejetant l'idée des tables de régime que les malades se refusent à fréquenter, on arrive à cette notion de la suppression de la table d'hôte et à son remplacement par de petites tables individuelles, où les malades dirigés par leurs médecins peuvent choisir sur la carte du menu les mets qui leur conviennent. C'est là une orientation importante que les fervents de l'hygiène alimentaire, dont nous sommes, doivent encourager.

Les bains de mer, la cure d'altitude.

Enfin à ces traitements d'hydrothérapie ajoutons pour les contre-indiquer les bains de mer dont l'effet excitant va à l'encontre du but recherché, la sédation des fonctions digestives.

Au contraire, la cure d'altitude pourra donner des résultats merveilleux chez des malades chez lesquels auront échoué les traitements hygiéniques, médicamenteux et minéraux ci-dessus désignés. Chez eux, l'appétit se restaure et les digestions deviennent plus rapides. Cet heureux résultat peut être dû à l'altitude qui amène l'hyperglobulie, et peut-être aussi à la sim-

(1) Voir Mauban, Cures thermales. *(Bibliothèque d'Hygiène pratique et familiale.)*

plicité de la nourriture qu'on trouve dans les stations élevées : œufs, laitage, purée, eau excellente; tant il est vrai que pour vaincre les dyspepsies comme pour les éviter rien n'est tel qu'un bon régime alimentaire, Quant au choix de la station, on y sera guidé par ces seuls faits qu'étant située au-dessus de 1.000 mètres, on y mènera une existence calme, en suivant un régime, et que, dépourvue d'humidité, elle sera aménagée de façon que l'on y fasse de l'exercice gradué.

Les hypersthénies gastriques compliquées.

Si cette hygiène générale convient aux formes ordinaires de l'hypersthénie gastrique, dans certaines circonstances des modifications symptomatiques nécessitent des adjuvants particuliers. Ce sont ceux-ci que nous voulons passer rapidement en revue en rappelant les complications de ces dyspepsies.

La cure de repos stomacal absolu dans l'intolérance gastrique.

En effet, parfois, malgré tous les régimes, toutes les médications, toute l'hygiène et la diététique, l'intolérance gastrique reste irréductible. C'est dans ces cas que le repos complet de l'organe malade se trouve indiqué; on fait en somme pour l'estomac ce que l'on ferait pour une plaie siégeant sur un membre et entretenue par une irritation locale. On condamne au repos l'organe malade en le soustrayant à l'action de toutes les causes locales d'irritation. C'est en somme l'application la plus complète de cette médication sédative que nous avons proposée comme nécessaire aux hypersthéniques. Voici comment en pratique on peut l'observer.

Le malade est condamné au jeûne absolu, à peine quelques cuillerées à café d'eau et quelques poudres de saturation pour atténuer les sucs gastriques, et l'on a recours, pour soutenir le malade, à l'alimentation rectale, lavements alimentaires et lavements désaltérants qu'on alterne dans la journée suivant les nécessités de calmer la faim ou la soif.

Pratiquer le matin une irrigation rectale avec de l'eau bouillie tiède pour bien nettoyer l'intestin; on administre un lavement alimentaire toutes les 6 heures en le faisant pénétrer aussi loin que possible avec une sonde de Nélaton, le malade étant couché sur le côté. Voici une formule de lavement alimentaire :

Œufs frais..................	1 à 3
Peptones liquides..............	40 à 50 gr.
Solution de glucose à 20 0/0......	100 gr.
Sel marin.....	2 gr.
Pepsine	0 g. 50
Laudanum....................	III gts
Bouillon frais.................	q. s. pour faire 250cc.

F. s. a. Lavement.

Un des obstacles à cette alimentation rectale consiste dans la soif qui tourmente ces malades. Pour la calmer on donne des lavements désaltérants à la dose de 3 à 4 par jour, composés de 500 grammes d'eau pure, exceptionnellement mélangés avec du champagne ou un peu de cognac.

Il va sans dire que cette cure de repos stomacal ne saurait être prolongée très longtemps et que lorsque son action s'est fait sentir c'est-à-dire lorsque l'organe surmené dans tous ses éléments structuraux par cette abstinence volontaire aura vu supprimer une des causes les plus considérables de son irritation, à savoir la stimulation alimentaire, alors peu à peu par étapes successives comme nous l'avons indiqué plus haut, on rééduquera l'estomac et l'habituera à un fonctionnement normal avec des aliments choisis.

La constipation.

La constipation chez les hypersthéniques, très fréquente, peut devenir chez eux une véritable complication.

Il est nécessaire par conséquent d'insister auprès d'eux pour l'urgence d'une garde-robe quotidienne et suffisante, et comme l'hygiène et le régime seuls sont impuissants à la provoquer, on aura recours aux laxatifs.

On n'a que l'embarras du choix; le sel de Seignette. les multiples préparations de séné passées à l'alcool, entre autres la poudre laxative de Dujardin-Beaumetz.

Follicules de séné passés à l'alcool....
Soufre sublimé...... .... } ââ 6 gr.

Anis étoilé en poudre............
Fenouil .... } ââ 3 gr.

        Crème de tartre...................   2 gr.
        Sucre...........................   25 gr.
        Poudre de réglisse...............   8 gr.

Mêlez exactement. Une cuillerée à dessert dans 1/2 verre d'eau le soir avant de se coucher.

On peut encore employer le cascara sagrada, le podophyllin, les grains de santé de Franck, l'huile de ricin en capsules; ou encore la formule suivante de Robin :

        Sulfate de soude ....   7 gr.
        —   de magnésie..................   9 gr.

Mêlez-en un paquet. Faire dissoudre dans 1/2 verre d'eau tiède; ajouter 1/4 de verre d'eau de Seltz. A prendre au réveil. A côté des purgatifs que l'on pourra varier suivant les tolérances individuelles des malades, on conseillera le lavement matinal et régulier, les grandes irrigations rectales au réveil.

La sténose spasmodique du pylore avec dilatation secondaire.

Mais parfois certains malades mal soignés ou non soignés arrivent à une véritable période cachectique de leur affection. Hâves, amaigris, déchus, ils ont l'air de cancéreux, et cependant l'appétit est conservé, mais l'estomac est distendu; il y a stase gastrique avec vomissements, l'état général déchoit de plus en plus. Dans ces cas si le régime lacté absolu qui doit être tenté dans toute sa rigueur avec tous ses adjuvants pour le faire supporter vient à échouer, alors l'intervention chirurgicale peut être utile et nécessaire; mais qu'on n'aille pas croire que celle-ci suffise à elle seule, et que le malade une fois opéré pourra revenir à une alimentation normale. Parmentier et son élève Dénéchau ont bien montré les suites opératoires de ces malades, et ont posé les indications très nettes d'un traitement médical continu, basé sur les grandes lignes de celui que nous avons énuméré précédemment.

Le traitement général consécutif des hypersthéniques.

A côté des aggravations possibles de ces dyspepsies non traitées que nous venons de signaler, quand une bonne hygiène et une bonne diététique leur sont appliquées, les fonctions de l'estomac s'améliorent, les symptômes s'atténuent et on devra abandonner l'emploi des remèdes en tenant strictement la main aux règles d'hygiène et de régime. Toutefois certains malades peuvent encore rester affaiblis, déprimés, inaptes à tout travail musculaire et intellectuel, on se trouvera bien dans ces cas de l'emploi des glycérophosphates introduits par Robin dans la thérapeutique en 1894. On peut les donner sous deux formes : En un cachet. Prendre un cachet au milieu du déjeuner et du dîner; ou glycéro-phosphate de soude en injection hypodermique à la dose de 0,25 grammes par centimètre cube.

§ 2. — LES DYSPEPSIES HYPOSTHÉNIQUES

Définition.

En regard de la forme précédente de dyspepsie gastrique se dresse immédiatement la forme suivante par insuffisance fonctionnelle de l'estomac. C'est l'atonie gastro-intestinale de Bouveret ; c'est la dyspepsie névromotrice de Mathieu ; c'est la dyspepsie asthénique de Soupault. Il y a hyperfonction stomacale, diminution de la sécrétion, affaiblissement de la motricité stomacale, insuffisance fonctionnelle générale aboutissant à la distension de l'organe et à sa dilatation secondaire.

Les causes.

Celles-ci ne diffèrent guère de l'étiologie générale des autres dyspepsies, ce sont toujours les influences alimentaires, nerveuses, mécaniques, climatériques, professionnelles, médicamenteuses qui interviennent, mais ici les influences nerveuses, émotions, surmenage, jouent un rôle spécial et sont aidées par le terrain anémique, tuberculeux, chlorotique.

Les symptômes.

L'expression clinique de cette variété de dyspepsie est aussi opposée à la précédente que la définition le laisse supposer Les malades qui en sont atteints présentent en effet de la perte d'appétit, un appétit irrégulier, capricieux ; leur langue est mauvaise, saburrale, pâteuse ; le matin, ils s'éveillent fatigués plus que lorsqu'ils se sont couchés ; dès qu'ils mangent, ils éprouvent une pesanteur au niveau de l'épigastre, la face se congestionne, ils sont inaptes à tout travail après le repas. Notons ici l'heure d'apparition de cette douleur immédiatement après le repas, comme nous avons noté dans l'autre variété de dyspepsie la douleur calmée par le repas se reproduisant 3 à 4 heures après. Ce phénomène s'explique par ce fait que l'estomac est insuffisant et que toute alimentation qui vient le charger lui cause un surcroît de travail et par suite détermine une douleur. Les vomissements, quand ils existent, se produisent également plus près des repas que dans l'hypersthénie, et cette expulsion des aliments de l'estomac se fait sans difficulté, car il n'y a plus de spasmes, mais simplement affaiblissement de la motilité stomacale. Il leur succède de fausses faims, des tiraillements et des bâillements, de l'agitation. L'estomac est souvent météorisé, clapotant quelquefois. La constipation est moins constante que dans la forme précédente sans coprostase cœcale. Enfin, ces malades présentent un aspect pâle, jaunâtre, bouffi; souvent migraineux, ils ont souvent une somnolence invincible après les repas, parfois même du vertige, des palpitations, des étourdissements; enfin leur chimisme gastrique est modifié dans le sens de l'amoindrissement de la fonction; l'acide chlorhydrique libre et l'acide chlorhydrique combiné sont diminués; en général les acides de fermentation sont augmentés; la sécrétion de la muqueuse, la mucine est également augmentée; la digestion des albuminoïdes moindre, la digestion des féculents bonne.

Le *régime*. *Indications*.

« Ainsi donc voilà une fonction en état d'insuffisance. Comment y remédier? Est-ce en y suppléant ou en la réveillant? Y suppléer, en admettant même qu'on puisse le faire, n'est-ce pas favoriser encore sa déchéance en ne mettant pas en jeu les aptitudes réactionnelles qui lui restent. Car celles-ci s'amoindrissent encore d'autant plus qu'elles seront moins exercées. Stimuler ces aptitudes en activant la circulation, en réveillant la contractilité musculaire, en excitant les glandes endormies, telle est l'indication essentielle qui est absolument le contre-pied de celle faite à propos de la dyspepsie hypersthénique.

En conséquence tout ce qui est sédatif est contre-indiqué; régime et médication ne doivent s'inspirer que de la stimulation. »

Ainsi, à moins d'intolérance gastrique, de douleur très violente après l'ingestion des aliments, d'inappétence absolue, supprimer le lait.

Aliments permis.

Au contraire, la viande est indispensable à l'hyposthénique. Cela semble irrationnel au premier abord puisque d'après l'examen du chimisme gastrique, la digestion des albuminoïdes est défectueuse et que la digestion des féculents se fait le mieux; mais il ne s'agit pas d'une cavité inerte, il s'agit, nous l'avons dit plus haut, d'un estomac à stimuler ; or les albuminoïdes sont les meilleurs stimulants de la sécrétion gastrique. On donnera donc aux hyposthéniques de la viande, avec ménagement, cela va sans dire, de préférence rôtie, bien cuite, hâchée menue.

Les œufs, les poissons maigres constitueront des aliments de choix. Comme aliments végétaux on permettra les féculents azotés, les pâtes alimentaires, les farines de pois, fèves, lentilles, haricots rouges, les pommes de terre en purée, les racines au besoin, mais toujours finement divisées. En raison du tympanisme si fréquent chez ces malades, on supprimera le pain le plus possible, qui sera pris rassis ou grillé ; comme potage on recommandera le bouillon bien dégraissé et fraîchement préparé, en y ajoutant des purées de légumes, des œufs pochés ou des pâtes alimentaires ; le bouillon constitue en effet un excellent stimulant des fonctions gastriques. Les condiments peuvent être utiles chez ces malades pour réveiller l'appétit et stimuler l'estomac ; il est bien évident qu'ils doivent être surveillés. Comme desserts, les fruits cuits. Enfin comme boissons on recommandera les vins blancs très légers non acides, coupés légèrement avec une eau minérale stimulante comme l'eau de Condillac, Paynes, Soultzmatt. A ceux qui ne tolèrent pas le vin on donnera de l'eau ordinaire coupée d'une cuillerée à café d'eau-de-vie de bonne qualité. Après les repas, thé et café léger sucrés; ou une infusion chaude de camomille, tilleul, menthe ou fleurs d'oranger.

Organisation des repas.

Le malade fera trois repas par jour, celui de midi étant le plus copieux; un intervalle de 3 heures séparera le dîner du coucher : une grande régularité sera établie dans l'heure de ces repas. D'après M. Robin voici comment on peut établir le menu de ces 3 repas.

Au 1ᵉʳ déjeuner, à 8 heures, — 1 ou 2 œufs à la coque avec une tasse de lait très chaud et très léger, un petit morceau de pain grillé.

Au déjeuner de midi et le soir à dîner, un potage, 3 plats, un dessert, 60 à 70 grammes de pain grillé ou de pain rassis.

Comme potage : bouillon de bœuf ou de poulet avec beaucoup de légumes et d'eau pour en renforcer la teneur saline; comme premier plat, 2 œufs brouillés ou à la coque; comme deuxième plat, au choix : merlan frit dont on ôtera la peau, barbue, turbot ou brochet au court bouillon; sauce à la crème ou jaune d'œuf; un filet de jus de citron, un peu de sel pour donner plus de sapidité à la sauce; — comme troisième plat, au choix : filet rôti, côtelette de mouton ou chateaubriand sur le gril, gigot, poulet, perdreau farci, rôti, jambon d'York, ris de veau; — comme légumes : purées de pommes de terre cuites et pommes de terre sous la cendre écrasées avec un peu de sel et de beurre. Purées de choux-fleurs, de pois, de lentilles, de haricots rouges, de carottes, d'artichauts. Epinards, salades cuites, salsifis. De temps en temps, une salade crue faiblement assaisonnée. — Comme entremets : ceux faits avec des œufs et de la crème. — Comme desserts : du fromage blanc, du fromage à la crème, des fromages maigres et frais, des fruits cuits, des compotes, des marmelades, des confitures. — Comme boissons, des vins blancs ou rouges vieux, dépouillés, non acides, coupés d'eau de Pougues, Bussang, Andillac, Soultzmatt.

L'hygiène générale.

Quant aux règles d'hygiène on conseillera le séjour à la campagne, en plein air, à une altitude élevée si c'est possible. En tout cas, éviter tout surmenage physique et intellectuel; ne jamais sommeiller après les repas malgré le besoin impérieux qu'on en ressent, marcher au besoin pour lutter contre cette somnolence.

La stimulation gastrique par les agents médicamenteux.

Les stimulants gastriques sont multiples; en première ligne viennent les *amers*, tels que le quassia, la gentiane, la petite centaurée, l'absinthe, le condurango, le trèfle d'eau, etc. M. Albert Robin recommande particulièrement deux préparations : l'une, c'est une décoction de condurango ainsi préparée :

Ecorce de condurango blanc......... 15 gr.
Eau de fontaine .... 250 gr.

Faire bouillir jusqu'à réduction à 150 gr.

Filtrer et édulcorer avec 30 grammes de sirop de gentiane.

Prendre une grande cuillerée un quart d'heure avant les repas.

L'autre c'est le *vin composé thériacal* qui associe dans une formule unique les principaux amers :

Vin de gentiane............... ⎱ ââ 120 gr.	
Vin de quassia .... ⎰	
Thériaque.....................	8 gr.
Extrait de condurango blanc.......	6 gr.
Trèfle d'eau...................	10 gr.
Feuilles de jaborandi............	9 gr.
Teinture de noix vomique........	XXX gouttes.

Prendre une cuillerée à soupe un quart d'heure avant les repas.

Au nombre des stimulants gastriques viennent ensuite les *strychniques* sous les différentes formes officinales. Nous citerons encore ici la formule magistrale de M. Albert Robin dont les effets sont excellents :

Teinture de fèves de Saint-Ignace...	6 gr.
— d'ipéca.................	1 à 3 gr.
— de badiane	5 à 3 gr.

Prendre huit gouttes dans un peu d'eau de Vichy ou de Vals à la fin de chaque repas.

— On peut encore signaler parmi les stimulants de l'activité gastrique le *bicarbonate de soude*

(Linossier) donné à petites doses dans la 1/2 heure qui précède les repas; ou encore le sous-carbonate de potasse associé à certains amers dans la formule de l'*élixir de Gendrin*.

Eau distillée de menthe.............	250 gr.
Extrait de cascarille................	
— de gentiane.................	
— d'absinthe..................	ââ 5 gr.
— de myrrhe	
Fleurs de camomille...............	6 gr.
Ecorces d'oranges amères...........	10 gr.
Sous-carbonate de potasse..........	15 gr.

Prendre une cuillerée à café dans un peu d'eau, 1/4 d'heure avant les repas.

Enfin, parmi les stimulants gastriques, nous signalerons encore la *gastérine* de Frémont, prise pendant les repas, à la dose de 100 à 500^{cc}, mêlée au vin, à la bière ou au bouillon qui masquent son acidité.

La stimulation gastrique par les agents physiques.

A côté des agents médicamenteux que nous venons de rappeler, nous trouvons dans l'arsenal de physiothérapie des armes nouvelles pour lutter contre l'insuffisance gastrique. C'est ainsi que l'emploi de l'électrisation, du massage et de la gymnastique abdominale peuvent remédier à cette variété de dyspepsie des hypersthéniques.

L'électrisation peut être directe, c'est-à-dire avec un

électrode porté directement dans l'estomac, ou indirecte soit qu'on électrise la paroi stomacale, le grand sympathique ou le pneumogastrique. Il semble en pratique que la méthode qui consiste à faire une galvanisation de l'estomac de quelques minutes, l'anode étant placée sur le dos, la cathode au creux épigastrique donne de bons résultats, à condition que cette électrisation ait lieu à jeun, dans l'heure qui précède le repas.

Le *massage*, et particulièrement le *massage profond*, tel que le recommande le Dr Cautru, est également dans certains cas un excellent stimulant des fonctions gastriques.

Signalons enfin les *mouvements abdominaux* qui peuvent avoir, comme le démontre Lagrange, une action manifeste sur les actes chimiques, circulatoires et mécaniques de la digestion; ce sont des mouvements de circumduction du tronc, de circumduction de la cuisse, de flexion active du tronc sur les jambes, le sujet étant couché, de flexion de la cuisse sur le bassin, le sujet étant debout, les mouvements de balancement au trapèze, la barre fixe, certains sports comme la rame; nous pourrions ajouter la course en flexion, la dromothérapie comme l'a dénommée le Dr Burlureau.

Le traitement hydrothérapique.

Ici les affusions froides donneront de bons résultats. On peut opérer suivant la méthode de Beni-Barde en commençant par la douche générale à 22° ou 24°; puis, abaissant graduellement la température, arriver à faire tolérer une douche soit en jet plein, soit en jet brisé de 10° et même 8°. La douche ainsi comprise offre des effets vivifiants et stimulants qui facilitent les actes digestifs.

Le traitement hydrominéral.

Vichy occupe le premier rang d'après tous les auteurs dans la série des eaux à recommander aux hypersthéniques. Comme le dit M. Albert Robin, son acide carbonique stimule l'appétit; son bicarbonate de soude active la sécrétion de l'HCl et de la pepsine, alcalinise les urines et régularise la nutrition. On prendra de préférence la source de l'Hôpital 1/2 heure avant le repas; mais on pourra retirer de bons avantages de la Grande-Grille dans le cas de motricité stomacale très amoindrie, de bons avantages aussi des sources alcalines et ferrugineuses de Lardy dans le cas de chlorose compliquant l'hypersthénie gastrique.

L'eau de Vals trouve également son indication chez ces malades, soit la source Saint-Jean qui répond au plus grand nombre de cas, soit la source Rigolette dans le cas de diarrhée ou la source Précieuse dans le cas de constipation.

Pougues peut rendre également de bons services aux hypersthéniques en augmentant tous les éléments du chimisme stomacal.

Carlsbad, en raison de la thermalité et de la gamme étendue de ses sources, peut trouver également son emploi chez ces malades, au même titre que Vichy ; les travaux du Dr Gans sur ce point sont des plus intéressants à consulter.

A signaler encore parmi les eaux utiles à ces malades, suivant les indications à remplir, les eaux de Marienbad, de Brides, qui augmentent les sécrétions du suc gastrique, les eaux de Kissingen et de Hambourg chez les hypersthéniques constipés, anorexiques (source Elisabeth, source Ludwig), enfin Saint-Nectaire, Royat et surtout Châtel-Guyon qui, suivant la formule de Deschamps, correspond si bien aux atoniques.

Telles sont les nombreuses stations d'eaux minérales où les hyposthéniques peuvent avec l'aide d'un bon régime espérer récupérer toute leur santé. Signalons à titre d'adjuvant les bains de mer, stimulants des fonctions générales, utiles à ces hyposthéniques, au même titre que les cures d'altitude, tant en raison du repos que les malades y peuvent prendre que des exercices hygiéniques qu'ils peuvent y suivre.

§ 3. — LES DYSPEPSIES DE FERMENTATION

Définition.

A côté des 2 variétés précédentes de dyspepsies gastriques prend immédiatement place une autre variété très fréquente de dyspepsie, la dyspepsie de fermentation qui ne constitue point à proprement parler une

entité morbide, mais n'est bien plutôt qu'une complication des deux premières, et rentre dans le cadre de
ce que l'on désignait jadis sous le nom de dyspepsies
flatulentes et de dyspepsies putrides.

Leurs causes.

La cause primordiale des dyspepsies de fermentation
est un défaut d'évacuation de l'estomac ; on les rencontre en effet compliquant toutes les variétés de dyspepsie où existe de la stase gastrique, soit qu'il y ait
stase du fait de l'hypersthénie, l'excès d'acidité gastrique entraînant comme nous l'avons vu la contracture
spasmodique du pylore, soit qu'il y ait stase par défaut
de la motilité, du fait de l'hyposthénie. — Des aliments surabondants qui échappent aux actes digestifs,
chez les gros mangeurs par exemple ; ou certains aliments très aptes à fermenter peuvent jouer le même
rôle que la stase gastrique en favorisant par leur présence trop considérable soit quantitativement, soit
qualitativement les fermentations secondaires dans
l'estomac.

Le résultat physiologique de ces fermentations est
de déterminer des gaz, de la flatulence, du métécrisme,
du spasme pylorique par irritation réflexe, enfin de
l'auto-intoxication se traduisant par des vertiges, du
coma, de l'épilepsie, de la tétanie gastrique.

Leurs symptômes.

Ces dyspepsies de fermentation se traduisent cliniquement par des symptômes très caractéristiques. Ce sont des sensations de lourdeur après le repas, de la somnolence, de l'apathie, de l'impuissance intellectuelle et musculaire, de la céphalalgie, de l'abattement, de la mélancolie, de l'irritabilité, des congestions subites de la face, des palpitations de cœur, des étouffements, parfois même des vertiges, le vertigo a stomacho lœso de Trousseau.

Puis un beau jour, à la suite de tous ces petits signes prémonitoires éclate la crise de flatulence, ce sont des borborygmes, très désagréables, très ennuyeux pour le malade qui n'ose plus aller dîner dans le monde dans la crainte d'en présenter, ce sont même des éructations sonores et putrides, encore plus désagréables et plus pénibles que les précédentes qui ne sont que bruyantes et sans odeur ; puis c'est du mérycisme, des régurgitations, des vomissements même très acides, d'odeur infecte, nauséabonde. — Le ventre se gonfle, se météorise et c'est ce gonflement tympanique qui par compression des organes thoraciques, poumon et cœur, entraîne ces crises d'oppression ou de palpitations cardiaques, pouvant donner le change avec des affections pulmonaires, asthme dyspeptique de Boas, des cardialgies véritables, crises d'angor également dyspeptiques.

Pendant quelque temps l'intestin réagit, et forçant son fonctionnement normal masque le défaut de fonctionnement de l'estomac. Mais bientôt lui-même succombe dans la lutte ; il se tympanise à son tour, de la constipation se surajoute alternant parfois avec des crises de diarrhée.

L'haleine offre une odeur fétide, la langue est saburrale et l'estomac distendu offre un clapotement, un bruit de glouglou des plus manifestes.

Quant au chimisme gastrique il nous montre une hyperacidité constante quelle que soit sa teneur en acide chlorhydrique, car cette hyperacidité ne dépend pas de cet acide minéral, mais des acides organiques, tel que l'acide lactique, l'acide butyrique, l'acide acétique, tous acides de fermentation. En général la digestion des albuminoïdes est normale; elle est variable suivant la forme de dyspepsie sur laquelle cette dernière vient se greffer; les féculents sont au contraire mal digérés, et l'on peut s'assurer de la quantité de gaz contenus dans l'estomac à l'aide d'appareils spéciaux qui en permettent la mesure.

Le régime, ses indications.

Ici encore comme dans les autres variétés de dyspepsie nous suivrons la méthode si féconde dans ses applications pratiques de notre maître Albert Robin. Nous ne la modifierons que sur un point, l'emploi des lavages de l'estomac qui nous semblent personnellement rendre d'utiles services dans un grand nombre de ces cas.

Si nous nous rappelons que parmi les causes de ces dyspepsies de fermentation, se trouve la surabondance et la nature de certains aliments, nous voyons tout de suite quelle importance pourra jouer un régime bien conduit dans le but de remédier à ce trouble dyspeptique particulier.

Une des premières recommandations sera de diminuer la quantité des aliments aux deux principaux repas, et de faire faire au besoin de petits repas multiples. Les aliments seront finement divisés, ou réduits en purée afin d'offrir une plus grande surface à l'attaque des sucs digestifs ; ils devront être très cuits, la cuisson étant le meilleur moyen à employer pour diminuer l'apport des micro-organismes et réduire les fermentations alimentaires.

Aliments défendus.

Voici une liste d'aliments à défendre :

Les farineux, les féculents, le pain en grande quantité, les choux, les navets, les crudités, les acides, les mets épicés, la charcuterie, le gibier, les coquillages, les corps gras, les fromages fermentés, les sauces, le lait, le vin, la bière, les boissons alcooliques, le cidre, etc.

Aliments permis.

Seront au contraire permis les aliments suivants :

Les potages maigres ; toutes les viandes rôties sans sauce, les œufs, les poissons frais, les légumes verts, les fruits cuits, l'eau, les infusions légères, chaudes, comme tilleul, thé, camomille, fleurs d'oranger.

Organisation des repas.

Voici enfin comment on pourra organiser les repas de semblables dyspeptiques :

Au premier déjeuner 1 ou 2 œufs à la coque, à peine cuits, sans pain, ni beurre, ou un petit morceau de viande rôtie ou de poulet froid, avec une tasse de thé très léger, très chaud et sans sucre.

Au déjeuner de midi : 1 œuf à la coque, un plat de viande ou de volaille rôtie très cuite, des légumes verts en purée et cuits à l'eau. Comme boisson, eau pure ou boisson aromatique très chaude.

A 4 heures, nouveau repas avec un œuf coque et un peu de thé léger.

A 7 heures enfin : bouillon de pot-au-feu; bœuf bouilli avec gros sel, ou un poisson cuit au court bouillon, ou un plat de viande rôtie très cuite, ou légume vert, cuit à l'eau.

On pourra, dans certains cas, donner à la fin des deux principaux repas la valeur d'un dé à coudre de bonne fine champagne. C'est une des pratiques de notre maître Lancereaux qui réussit parfois fort bien comme excitant physiologique.

Les agents médicamenteux des dyspepsies de fermentation.

Quand le régime ne suffit pas à faire disparaître ces troubles dyspeptiques, il faut s'aider des agents médicamenteux. Ceux-ci, nous les classons dans 2 groupes différents, suivant que nous désirons saturer les acides de fermentation, ou entraver leur formation.

C'est ainsi que pour remplir le premier but on se trouve fort bien en général de l'emploi des alcalino-terreux associés dans la formule suivante dite *poudre de saturation* :

Carbonate de chaux précipité........ 1 gr.
Sous-nitrate de bismuth............ 0 gr. 70
Magnésie calcinée................ 1 gr. 50
Chlorhydrate de morphine .... 0,001 à 0,003 milligr.

pour 1 paquet à prendre en une seule fois dans un peu d'eau, au moment de la douleur.

Pour remplir le deuxième but, c'est-à-dire pour entraver l'activité des ferments figurés qui occasionnent les fermentations gastriques, M. Albert Robin préconise avec succès deux médications antiseptiques indirectes, qui ont pour énorme avantage de ne point modifier les ferments solubles, les diastases digestives elles-mêmes, en même temps qu'elles annihilent les premiers, les agents microbiens. Les voici toutes deux; on pourra les employer alternativement :

Fluorure d'ammonium........ 0 gr. 50 cg.
Eau...................... 300 gr.

Une cuillerée à soupe après les repas.

Iodure double de bismuth et
　de cinchonidine........... 0 gr. 05 cg.
Fluorure de calcium......... 0 gr. 05 cg.
Craie préparée.............. 0 gr. 10 cg.
　　　　　(pour un cachet)

Prendre un cachet à la fin de chaque repas.

Notre maître considère comme inutile l'emploi des antiseptiques directs, tels que naphtol, benzonaphtol, salol, poudre de charbon, etc. ; peut-être cette exclusion est-elle un peu trop poussée, et certains cas de fermentations gastriques peuvent-ils être avantageusement soignés à l'aide de ces médications.

Le lavage de l'estomac.

Il en est de même, nous semble-t-il, du lavage de l'estomac, préconisé par MM. Debove et Rémond. Si son emploi systématique est à rejeter, néanmoins il peut rendre d'utiles services en combattant les effets de la rétention, en débarrassant l'estomac des résidus d'une digestion imparfaite, calmant les douleurs, supprimant les vomissements, modifiant l'état catarrhal de la muqueuse, évacuant les toxines, stimulant la tonicité de la tunique musculaire, diluant les acides de l'estomac, et régularisant les fonctions intestinales.

Pour faire ces lavages, on emploie le tube de Faucher ordinaire muni d'un entonnoir qu'on élève pour faire pénétrer le liquide, et qu'on abaisse pour l'évacuer par le mécanisme du siphon. On introduit environ 1/2 litre de liquide à la fois, le plus loin possible après les repas, en répétant l'opération plusieurs fois jusqu'à ce que le liquide devienne clair. Comme liquide on emploie soit l'eau bouillie pure, soit l'eau de Vichy, soit une solution de bicarbonate de soude à 6 °/₀₀.

Le traitement hydro-minéral.

Enfin, c'est la nature de la dyspepsie primitive associée aux fermentations secondaires qui légitimera l'emploi de telle ou telle cure thermale, et ce que nous en avons dit dans les chapitres précédents suffit largement pour nous servir de guide en pareil cas.

CHAPITRE III

LES DYSPEPSIES INTESTINALES

Définition. Division.

A côté des dyspepsies gastriques qui jouent un immense rôle dans la pathologie des voies digestives, les troubles de la digestion intestinale tiennent également une place importante. Et cependant, sauf dans ces dernières années, ils ont été moins étudiés. C'est qu'en effet les connaissances physiologiques acquises sur le rôle de la pepsine et de l'acide chlorhydrique dans la digestion stomacale avaient montré du même coup l'importance du chimisme gastrique, et l'application de ces données physiologiques par des méthodes cliniques plus précises permettant d'explorer le fonctionnement de l'estomac, élargissait le domaine déjà très étendu de la pathologie et de la thérapeutique de ces dyspepsies stomacales.

Pour être plus tard venu dans l'expérimentation physiologique, l'intestin était moins connu dans son

rôle ; cependant les expériences de Cl. Bernard et de
Kühne avaient attiré l'attention sur le suc pancréatique et montré l'importance de ce dernier dans la digestion des trois sortes d'aliments albuminoïdes, hydro-
carbones et graisses. Plus tard Pawlow découvrant la
kinase intestinale, Conheim mettant en évidence l'érepsine, et Bayliss et Starling nous faisant connaître la
sécrétine, peu à peu nous apparut, en regard de la
digestion stomacale, l'importance considérable de la
digestion intestinale.

L'examen des fèces.

Pour nous renseigner sur cette digestion, l'examen
des fèces seul pouvait nous rendre des services analogues à ceux rendus par la méthode du chimisme
gastrique. Mais sauf jusqu'à ces derniers temps, l'examen par trop superficiel des garde-robes ne put nous
renseigner que sur les troubles pathologiques se passant dans les parties inférieures du gros intestin, et
purent bien être individualisées les diverses *côlites*
dont l'histoire clinique est aujourd'hui des mieux
établies, et contre lesquelles la thérapeutique peut,
en connaissance de cause, disposer de toutes les ri-
chesses de son arsenal.

Cependant il apparaissait comme du plus haut intérêt de pouvoir pratiquer l'exploration fonctionnelle du
reste de l'intestin et particulièrement de cette première
portion de l'intestin grêle, le duodénum, que sa confor-
mation, sa structure et ses rapports avec les glandes

biliaires et pancréatiques indiquent tout particulièrement comme devant jouer un rôle prépondérant dans les actes de la digestion.

Nothnagel nous avait donné d'après l'aspect du mucus coloré par la bile, un signe de catarrhe duodénal ; Müller, par l'état de la digestion des graisses au cours des affections biliaires et pancréatiques avait fourni également des renseignements intéressants, mais incomplets sur la valeur fonctionnelle de ces organes. Lynch, par ses études microscopiques des fèces, Schmidt et ses élèves, entre autres Strassbürger, par leurs recherches histologiques et histochimiques, ainsi que par leur emploi de leur repas d'épreuve, nous ont apporté sur ce point des données plus nombreuses et plus exactes.

Nous-mêmes, combinant les études de physiologie expérimentale avec les études cliniques, corroborées par l'examen anatomique sur le vivant au cours des opérations chirurgicales, ou à l'autopsie sur les cadavres, avons établi, calqué sur le modèle du chimisme gastrique, dont nous avions pu voir auprès de notre maître, M. le Dr Albert Robin, toute l'importance clinique, une méthode d'exploration fonctionnelle de l'intestin et de ses glandes, méthode d'examen chimique et microscopique des fèces après repas d'épreuve et méthode physiologique pour mesurer, comme on mesure le transit stomacal, la durée de la traversée intestinale. Et ainsi avec cette méthode de coprologie clinique nous avons pu apporter notre contribution à l'étude des *dyspepsies duodénales*, dont la thérapeutique avait devancé la connaissance exacte.

Ainsi dans ce chapitre envisageons-nous successivement les syndromes intestinaux : dyspepsies duodénales ou dyspepsies biliaires et pancréatiques ; — dyspepsies côliques en entérocolite muco-membraneuse et sableuse, — puis les syndromes constipation et diarrhée qui les accompagnent et dont ils dépendent, dans le but d'exposer les moyens les plus aptes à les conjurer.

§ Ier. — LES DYSPEPSIES DUODÉNALES

Définition.

On peut, considérant les dyspepsies en général comme des modifications de fonction envisager celles-ci en particulier comme des manifestations symptomatiques des désordres fonctionnels prenant naissance, quelle qu'en soit la cause première, dans ce segment particulier de l'intestin qu'on appelle chez les animaux l'intestin moyen, chez l'homme le duodénum, et qui, produisant des substances telles que la sécrétine ou l'entérokinase, ou recueillant le suc des glandes biliaires et pancréatiques, occupe, comme nous le montre la physiologie, une place prépondérante dans les fonctions digestives.

Leurs symptômes.

Ces dyspepsies duodénales peuvent être individualisées par des symptômes fonctionnels physiques et généraux que l'on peut grouper ainsi tout d'abord : parmi les symptômes fonctionnels on note des *modifications de l'appétit* qui tantôt conservé sans aucun état particulier de la langue présente le plus souvent des caractères assez spéciaux pour qu'on puisse sur lui établir un diagnostic. Ainsi, dans certains cas où la dyspepsie pancréatique domine, il peut être augmenté considérablement allant jusqu'à la polydypsie et la polyphagie; dans d'autres cas où la dyspepsie est à prédominance biliaire, l'anorexie est considérable et particulièrement pour certaines substances telles que les viandes ou les graisses, ce qui n'a pas lieu de nous surprendre, si l'on se rappelle les belles expériences de Pawlow sur la sécrétion psychique des sucs digestifs et leur sécrétion élective, adaptée aux différentes variétés d'aliments.

Puis ce sont des *douleurs* qui n'ont point le siège épigastrique des douleurs de la dyspepsie stomacale, qui sont plutôt ombilicales, et sus-ombilicales parfois plus marquées dans l'hypochondre droit, siège de la glande biliaire, pouvant simuler la colique hépatique fruste, ou se manifestant de préférence à gauche de la ligne blanche, siège de la glande pancréatique. Pouvant irradier vers l'épaule, dans le premier cas, ou jusque dans les lombes dans le deuxième, elles se révèlent tantôt sous la forme d'une barre, d'une pesanteur abdominale, survenant 2 ou

3 heures après le repas, tantôt sous forme de coliques violentes à caractères paroxystiques, accompagnées de météorisme abdominal et se terminant par une véritable débâcle de gaz intestinaux.

Signalons encore le *prurit* assez fréquent, surtout nocturne, intolérable, se caractérisant pour le médecin soit par de simples lésions de grattage, par des éruptions papuleuses ou ortiées, surtout dans les cas où la fonction biliaire est en jeu. Enfin ajoutons que les *vomissements* sont rares, remplacés plutôt par de simples régurgitations se produisant plusieurs heures après le repas, à la suite de malaises, de coliques, d'anxiété et caractérisés par un liquide visqueux, filant et tenace, ne contenant pas de substances alimentaires dans sa composition, si ce n'est parfois des matières grasses facilement reconnaissables.

Parmi les symptômes physiques, on note du *tympanisme abdominal* se manifestant 2 ou 3 heures après le repas, caractérisé par la distension des anses intestinales que l'on peut facilement reconnaître par la vue, le palper et la percussion, entraînant des troubles respiratoires, cardiaques, etc., par refoulement des organes thoraciques et se terminant par une production excessive de gaz intestinaux, véritable débâcle gazeuse.

Quant aux symptômes généraux c'est un *teint terreux*, pâle, pouvant faire craindre la chlorose chez une jeune femme, mais différenciée de celle-ci par la déchéance physique rapide qui accompagne les troubles de dyspepsie duodénale, une sensation de malaise, de fatigue générale, de torpeur, de somnolence, une *diminution des forces*, une atrophie musculaire, la flétrissure des téguments traduisant l'inanition due au défaut d'absorption des aliments mal élaborés ; parfois un *amaigrissement* considérable contrastant avec l'énorme quantité d'aliments ingérés quand la glande pancréatique est fortement altérée.

A ces divers signes cliniques s'ajoute le *syndrome coprologique* que l'examen des fèces au laboratoire permet de mettre en évidence. C'est quand il y a diminution de bile dans l'intestin : la durée de la traversée digestive allongée, le rapport de poids des fèces sèches au poids des fèces fraîches modifié dans ce sens qu'il y a diminution de la quantité d'eau avec augmentation du poids des substances sèches ; la réaction des fèces est acide ; la quantité des graisses d'un repas d'épreuve est beaucoup moins bien utilisée ; plus d'un tiers est en effet excrété, et cela sous une forme différente de la normale, puisqu'il y a plus de moitié de graisses neutres par rapport aux graisses dédoublées ; enfin les hydrates de carbone ne subissent aucune modification dans leur utilisation, tandis que les albuminoïdes excrétées sont augmentées dans des proportions assez notables avec un repas d'épreuve logiquement composé ; enfin il y a une décoloration des matières plus ou moins prononcée due à la diminution des pigments biliaires décelables par une réaction de Gmelin nulle ou peu marquée.

Quand il y a diminution d'apport de suc pancréatique dans l'intestin, la durée de la traversée digestive est raccourcie, il y a augmentation de la quantité d'eau des fèces et diminution du poids des substances sèches; la réaction est neutre ou alcaline par putréfaction des albuminoïdes non digérés; avec un repas d'épreuve, la quantité de graisses des fèces est augmentée considérablement; plus des 2/3 des graisses alimentaires ne sont point utilisées et parmi ces graisses excrétées, on retrouve près des 3/4 des graisses neutres non dédoublées; les hydrates de carbone sont relativement bien utilisés; mais l'azote total est très augmenté, indiquant une mauvaise digestion des albuminoïdes.

C'est ainsi que, d'une façon générale, paraît se dégager des observations cliniques la séméiologie des dyspepsies duodénales.

On peut voir par les principaux caractères que nous venons d'en donner qu'il est possible de les différencier cliniquement des dyspepsies stomacales auxquelles elles sont souvent subordonnées, mais qui, elles aussi, peuvent à leur tour en dériver.

Le régime alimentaire.

Si, pour établir un régime alimentaire, on se base sur les connaissances physiologiques de la digestion duodénale, il en résultera que, suivant qu'on voudra épargner cette fonction, la stimuler ou la restreindre, on devra avoir recours à des aliments de nature très différente. C'est ainsi que, sachant par expérience que, quand les sécrétions biliaire et pancréatique sont compromises, l'utilisation de la graisse est beaucoup plus complète lorsqu'elle est ingérée à l'état d'émulsion comme dans le lait que sous toute autre forme, ce dernier aliment trouvera son indication quand on voudra diminuer une sécrétion biliaire ou pancréatique exagérée ou quand on voudra seulement laisser se reposer les deux organes qui y président. Ainsi le lait qui est un modérateur hépatique et pancréatique sera, partant, un modérateur de la fonction duodénale.

Au contraire, les albuminoïdes excitant la sécrétion biliaire et stimulant la fonction pancréatique seront, par conséquent, des excitateurs de la fonction duodénale. Il en sera de même des corps gras donnés en petite quantité, et les féculents et les sucres, les acides, les épices, le vin et l'alcool agissent également dans le même cas.

Ainsi, connaissant d'une part le mode d'action sur l'activité fonctionnelle du duodénum des principaux groupes alimentaires, en mesurant d'autre part le taux du fonctionnement de cet organe, il sera possible de remplir l'indication précise et tangible du trouble fonctionnel à régulariser, de la dyspepsie duodénale constatée.

Les médicaments.

Dans ce même ordre d'idées, on peut classer les médicaments aptes à être utilisés dans les dyspepsies duodénales en deux classes, subdivisibles elles-mêmes en deux groupes; d'un côté la classe des médicaments qui agissent sur la sécrétion biliaire; de l'autre, la classe des médicaments qui agissent sur la sécrétion pancréatique, et dans la première comme dans la deuxième, en médicaments qui excitent soit la sécrétion biliaire, soit la sécrétion pancréatique, et en médicaments qui diminuent l'une ou l'autre de ces sécrétions.

Dans la première catégorie des cholagogues, peuvent être rangés, cholagogues faibles, les eaux alcalines de Vichy, de Carlsbad, le sulfate de soude, le phosphate de soude, le chlorure de sodium, l'ipéca, l'huile de croton, le podophyllin, la rhubarbe, l'aloës, le séné, le boldo; cholagogues énergiques, la coloquinte, la thérébenthine, l'évonymine, l'atropine, le chlorate de potasse, le calomel à haute dose, le benzoate de soude, le salicylate de soude, le salol, la bile qui serait le plus puissant des cholagogues.

Dans la 2ᵉ catégorie des médicaments diminuant la sécrétion biliaire on trouve l'iodure de potassium, les arsenicaux, le calomel à faibles doses, fractionnées, l'antipyrine, la codéine, etc.

Dans la 3ᵉ catégorie des médicaments excitant la sécrétion pancréatique, on peut citer la pilocarpine, la nicotine, l'acide chlorhydrique, l'acide lactique, l'acide sulfurique, le chloral, la physostygmine, la moutarde, le poivre, l'essence de moutarde, la solution de soude à 20 %.

Enfin, dans la 4ᵉ catégorie, c'est-à-dire celle des médicaments diminuant la sécrétion pancréatique, on peut ranger les amers, la morphine, la cocaïne, les solutions alcalines, le bicarbonate de soude, la strychnine, etc.

A côté de ces médicaments qui tendent à exciter ou à ralentir les sécrétions biliaire ou pancréatique, dont nous venons de faire un rapide exposé, viennent se placer les médications qui tendent à remplacer la sécrétion tarie ou à renforcer la sécrétion insuffisante, soit par des ferments artificiellement préparés tels que la pancréatine, la pancréatokinase, l'eukinase, soit par des acides convenablement choisis et préparés ; ce sont ce que l'on pourrait appeler les médications spécifiques dont nous ne retiendrons ici que les 2 suivantes : la médication acide duodénale d'Enriquez et l'opothérapie duodénale d'Hallion.

§ 2. — LES DYSPEPSIES CÔLIQUES, L'ENTÉROCOLITE MUCO-MEMBRANEUSE

Définition.

A côté des troubles fonctionnels de l'intestin grêle, des dyspepsies intestinales que nous venons de passer en revue en signalant l'hygiène alimentaire et médicamenteuse susceptible d'y remédier, prennent place les dyspepsies du gros intestin, les dyspepsies côliques qui, à l'encontre des précédentes, dyspepsies duodénales, qui traduisaient plutôt des désordres de la sécrétion, représentent plutôt des troubles du fonctionnement de la motricité. Et parmi ces dyspepsies l'une d'elles « follement fréquente » comme on l'a dit, offre des caractères assez nets pour mériter une description spéciale, c'est l'entérotypholcolite muco-membraneuse et sableuse.

Ses causes.

L'abus de l'alimentation azotée (viandes et œufs) que l'on rencontre dans les classes riches, la sédentarité, la constipation entretenues souvent par des habitudes sociales, particulièrement chez la femme, sont les causes prédisposantes à cette dyspepsie que semble engendrer d'après les travaux de Combes, l'infection lente et atténuée de la muqueuse sur des terrains spécialement préparés par l'arthritisme ou le nervosisme des sujets.

Ses symptômes.

Cette variété d'entérite se caractérise en clinique par une triade symptomatique des plus évidentes; c'est tout d'abord la constipation, constipation très marquée amenant des selles rares, sèches, de petit calibre, couvertes de glaires ou de membranes; ce sont ensuite des douleurs, parfois durant nuit et jour, — l'intestin est à vif, écorché, comme disent les malades, — généralisées à tout l'intestin ou localisées en des points fixes dans les angles côliques, dans les flancs, en barre transversale dans l'abdomen, ou en sorte de fer à cheval suivant le trajet des côlons; tantôt, ces douleurs apparaissent sous forme aiguë par poussées, véritables coliques, mais coliques sèches, avec tiraillements, brûlures, mouvements reptoïdes, etc. ; — enfin le dernier caractère de ces dyspepsies c'est la présence à la surface des selles de mucus plus ou moins concrété, ressemblant à du blanc d'œuf coagulé, à des petites boules, et, dans certains cas, de véritables membranes reproduisant le calibre de l'intestin qui semble s'être dépouillé.

Accompagnant cette triade, des symptômes physiques complètent ce tableau de l'entérite muco-membraneuse. C'est la sensation que donne sous le doigt qui l'explore le gros intestin atone ou contracté. En effet, tantôt il semble en palpant l'abdomen qu'il y ait là une véritable corde, c'est la corde côlique, si bien décrite par Glénard, ou au contraire l'intestin fuit sous le doigt, s'efface, il est mou, c'est l'intestin chiffon ; et ces deux aspects particuliers du gros intestin sont des plus importants à savoir reconnaître car ils sont la traduction de deux formes spéciales de cette dyspepsie, dyspepsie motrice dans laquelle tantôt domine l'atonie musculaire avec des garde-robes pâteuses, parfois diarrhéiques, ou tantôt domine la spasmodicité avec des garde-robes découpées en boules, en billes, comme des crottes de chèvre par les contractions successives de l'anse intestinale sur la colonne d'excréments, sur le boudin fécal.

A ces deux formes comme nous le verrons en étudiant

plus loin le syndrome diarrhée et constipation correspondent un régime et une médication appropriée. Ici nous ne pouvons qu'envisager d'une façon très générale l'action du régime alimentaire et de l'hygiène médicamenteuse dans la lutte contre le syndrome entérocolite dans son entier.

Régime alimentaire. Ses indications.

L'importance du régime alimentaire dans l'hygiène prophylactique et thérapeutique de cette variété de dyspepsie n'est plus à démontrer aujourd'hui après les succès qu'en ont obtenu à la suite de Combes tous ceux qui comme Tissier entre autres ont eu recours à ses bons effets. Ce régime est celui qui combat l'infection microbienne de la muqueuse du côlon produite par l'augmentation des putréfactions intestinales ; et comme l'usage d'une nourriture azotée prise en trop grande abondance favorise ces putréfactions et l'infection consécutive du côlon, ce régime consistera particulièrement à diminuer l'alimentation carnée, et à insister au contraire sur l'alimentation végétarienne. Ainsi les arthritiques prédisposés à la colite devront éviter l'excès de viande et d'œufs, éviter les aliments riches en nucléine, cervelle, ris de veau, rognons, tripes ; les aliments d'épargne : vin, bière, chocolat, cacao, café ; les excès de thé ; les boissons gazeuses ; l'excès de sucre et les sucreries. Rechercher le bon air, le mouvement, le sport modéré, avoir une vie régulière, éviter la constipation ; telle sera leur règle d'hygiène prophylactique.

Mais si la dyspepsie existe, si l'infection intestinale est déjà présente, il faut désinfecter l'intestin, il faut arriver à saturer suivant Combes tout l'intestin et cela du haut en bas jusque dans ses plus petits recoins d'une substance inoffensive pour l'homme et offensive pour les microbes, ou tout ou moins qui les paralyse et les empêche de putréfier l'albumine. Cette substance c'est un aliment. On arrive en effet à changer complètement le milieu de culture dans lequel vivent les microbes de l'intestin en n'introduisant dans le tube digestif que des aliments non putrescibles, et même antiputrides.

L'alimentation antiputride est l'alimentation lacto-farineuse ; mais le lait ne saurait convenir à tous les intestins, tandis que les farineux sont très bien supportés en règle générale ; aussi dans ces dyspepsies côliques les farineux constituent-ils en dernière analyse l'alimentation antiputride par excellence, seule capable de modifier favorablement le milieu de culture intestinal. La méthode de Combes qui consiste à saturer l'intestin de ces farineux donne pour ces raisons de bons résultats. Il faut en effet saturer l'intestin de farineux ; il ne suffit pas, pour obtenir une amélioration, d'introduire simplement quelques farines dans l'alimentation, il faut en cinq ou six repas, distribuées dans la journée, gaver systématiquement le malade de farineux.

Règles générales à observer.

1° Ne pas boire en mangeant, ni manger en buvant ;

2° diviser la nourriture en plusieurs petits repas en alternant toujours un repas liquide avec un repas solide; 3° s'étendre à plat sur le dos ou sur le côté droit pendant une heure de temps après chaque repas solide, mais sans dormir.

Règles spéciales.

1° Supprimer de l'alimentation tous les aliments pouvant servir de bouillons de culture pour les bacilles protéolytiques; éviter le bouillon et les potages gras, les jus, les gelées et extraits de viandes, les peptones, etc.; éviter les blancs d'œufs et les plats qui en contiennent; éviter le lait pur; 2° éviter le plus possible les graisses; 3° éviter les viandes faisandées ou susceptibles de se putréfier facilement; 4° diminuer la quantité de viande (Combes), voire même la supprimer totalement (Tissier); 5° introduire dans le tube digestif la quantité maxima de farineux, c'est-à-dire farineux liquides : le café Kneipp, le cacao à l'avoine, les potages aux farines maltées, crème Knorr, crème Maggi, à l'orge, à l'avoine, au froment, au maïs; les semoules, tapioca, sagou, manioc, riz, les farineux américains (quaker-oats, hornby, hole-weat); c'est-à-dire farineux solides : les pâtes alimentaires sans œufs (riz, nouilles, macaronis, vermicelles, cornettes, œils de perdrix, pâtes d'Italie), les gnioquis à la farine, les puddings, les purées de pommes de terre, de légumineuses, le pain grillé. A ces différents aliments Combes ajoute encore les myrtilles qui se mangent soit fraîches, soit en compotes avec les puddings, soit sous forme de vins de myrtille.

Organisation des repas.

Combes a établi plusieurs régimes ; nous en donnons quelques types d'après cet auteur.

1° *Régime farineux sans viande :* 7 h. 1/2 déjeuner : potage épais cuit à l'eau ou au lait, longuets, biscottes, beurre frais ; — 8 à 9 heures repos étendu sur le lit ; 10 heures, farine lactée à l'eau ou au lait ; ne pas manger ; — 12 h. 1/2 lunch : 1 à 2 jaunes d'œuf ; pâtes alimentaires, puddings, biscottes, beurre frais ; ne pas boire ; — 8 à 9 heures, repos sur le lit sans dormir ; 10 heures infusion de camomille, menthe, fenouil ou anis, tilleul, etc.

2° *Régime farineux avec viande :* 7 h. 1/2, déjeuner : potage à l'eau ou lait, jambon d'York, biscottes, beurre frais ; — 8 à 9 heures, repos étendu sur un lit ; — 10 heures, cacao à l'avoine ; ne pas manger ; — 12 h. 1/2, lunch : viandes grillées ou rôties sans jus ni sauce, (environ 50 grammes), 1 à 2 jaunes d'œufs frais, pâtes alimentaires ou riz, purées de pommes de terre, puddings, myrtilles au jus ou en compote, biscottes, beurre frais ; ne pas boire ; — 1 h. 1/2 à 2 h. 1/2, repos sur le lit sans dormir ; — 4 heures, goûter, café Kneipp, cacao avoine, eau d'Evian ; ne pas manger ; — 7 h. 1/2, dîner : viandes rôties ou grillées chaudes ou froides (50 grammes), pâtes alimentaires, purées de pommes de terre, puddings, myrtilles au jus, biscottes, beurre frais; ne pas boire, manger moins qu'au lunch; — 8 h. 1/2 à 9 h. 1/2, repos sur le lit; — 10 heures, infusion de camomille, tilleul, anis, etc.

3° *Régime complet :* 7 h. 1/2, déjeuner; thé, cacao à l'avoine, café Kneipp au choix; jambon d'York ou viande froide au choix; biscotte, beurre frais ; — 8 à 8 h. 1/2, repos étendu; — 10 heures, repos étendu; — 12 h. 1/2 lunch : jaunes d'œufs frais, poisson au court bouillon, viandes grillées ou rôties, au choix; pâtes alimentaires ou purée de légumineuses au choix; biscottes, beurre frais, boisson 50 à 100 grammes; —1 h. 1/2 à 2 h. 1/2 repos étendu; — 4 heures, goûter : café au lait Kneipp, thé léger au choix, biscuits secs; — 7 h. 1/2, dîner, comme à midi; — 8 h. 1/2 à 9 heures, repos étendu; — 10 heures, infusion.

Les agents médicamenteux.

A côté de ce régime qui forme la base de l'hygiène thérapeutique de ces dyspepsies, et qui en est la partie essentielle viennent se placer toute une série de médications qui aident à cette désinfection de l'intestin et agissent aussi sur la constipation ou la diarrhée qui accompagnent ces côlites. Nous ne ferons que signaler ici sans vouloir discuter leur opportunité, les premiers de ces médicaments, c'est-à-dire les désinfectants de l'intestin, à savoir : le calomel à doses fractionnées, la créosote de hêtre, le salol, le bétol, l'eucalyptol, le salacétol, le salicylate de bismuth, le benzonaphtol, et enfin tous les purgatifs salins ou encore l'huile de ricin, qui par leur action empêchent la stase des résidus fécaux et leur putréfaction secondaire.

A ces différents agents médicamenteux qui ont pour but de déterminer la désinfection de l'intestin ajoutons encore les nombreux bouillons de culture qui ont été établis d'après les idées de Metchnikoff et de Tissier et qui se proposent de remplacer la flore protéolytique de l'intestin, cause des putréfactions qui engendrent l'auto-intoxication, par une flore de bacilles lactiques qui favorisent la digestion des grandes quantités d'aliments hydrocarbonés dont est constitué le régime de ces malades et remédient ainsi, de cette double façon, à ce trouble fonctionnel du côlon.

§ 3. — LA CONSTIPATION

Définition.

La constatation de matières dures et rares dans leur apparition est définie par le terme de constipation ; et le plus souvent à ce terme s'attache l'idée de troubles par diminution dans la motricité intestinale. Nous avons attiré l'attention des médecins sur ce que cette simple constatation banale, dont le malade seul est le témoin et dont le médecin sur la foi de son client se trouve être l'interprète, n'est pas suffisante pour affirmer telle ou telle modification dans le fonctionnement de l'intestin, entre autres celle de viciation de la motricité intestinale. Elle ne doit, avons-nous dit, dans notre

précis de coprologie clinique, que servir de guide au
médecin pour étudier plus attentivement les troubles
réels qui le caractérisent. Pour ne prendre que le mot
constipation, par exemple, on n'a qu'à relire les définitions qui en sont données pour voir tout de suite, dans
le vague qu'elles présentent, la marge qu'elles laissent
à l'appréciation du malade ou du médecin. Rien n'est
plus difficile que de dire où commence la constipation.
Telles personnes bien portantes se présentent à la
garde-robe tous les jours et ont une selle facile ;
d'autres n'ont de selles que tous les deux ou trois jours
et paraissent n'en souffrir aucunement. Peut-on dire
que ces derniers seuls sont constipés, les premiers ne
l'étant pas ? Ce serait une erreur, car il faut savoir qu'il
y a de *faux constipés*, c'est-à-dire des malades qui ont
une selle tous les jours et qui ont cependant du retard
dans l'évacuation des matières fécales correspondant à
un repas donné. Nothnagel ne considère comme consti-
pées que les personnes qui souffrent de la rareté des
évacuations alvines, et Mathieu, allant plus loin, celles
qui sont exposées à en souffrir. Ainsi il peut exister
des constipations ne produisant aucun trouble appréciable, semblant compatible avec la santé, et qui
n'inquiétant point le malade, sont le plus souvent
méconnues, en tous cas négligées. Bien plus, il peut y
avoir constipation vraie, alors que le malade se figure
avoir de la diarrhée, parce qu'il présente cette fausse
diarrhée due à une irritation superficielle et transitoire

de la muqueuse intestinale qui cherche à se débarrasser des produits toxiques qui l'encombrent, qui l'encrassent, suivant l'expression des anciens. Ainsi, ce n'est pas sur le fait que les matières sont rendues plus ou moins rares, plus ou moins fréquentes et plus ou moins solides qu'on peut établir le signe constipation ; d'après nos recherches et nos propres travaux sur ce sujet, nous croyons que l'on n'est en droit de dire qu'il y a constipation, que lorsque, donnant à un sujet un repas d'épreuve carminé, de façon à délimiter les fèces correspondant à ce repas, nous aurons constaté : 1° qu'elles auront été rendues dans un temps plus long que le temps habituel; 2° qu'elles contiendront une proportion plus considérable de substances sèches pour 100.

Tel est le moyen de mettre en évidence cette constipation. Du même coup l'analyse méthodique des fèces renseigne sur sa cause fonctionnelle, et la thérapeutique en découle par la suite. Ce n'est pas le lieu de discuter ces causes et ces traitements. Nous nous bornerons à les exposer en les passant en revue.

Les Laxatifs.

Les *laxatifs* sont nombreux qui permettent d'obtenir une garde-robe quotidienne ; ce peut être le sel de Seignette, les préparations de séné passées à l'alcool, la poudre laxative de Dujardin-Beaumetz, le cascara, le podophylle, les grains de santé de Franck, l'huile de ricin en capsules, etc.

M. Albert Robin préconise deux médications qui rendent vraiment dans ces cas de très utiles services ; c'est, l'une, un purgatif salin :

Sulfate de soude...................... 7 gr.
— 　　　 de magnésie .... 3 gr.
(pour un paquet)

Faire dissoudre dans un demi-verre d'eau tiède;ajouter un quart de verre d'eau de Seltz ; à prendre au réveil.

L'autre, c'est un purgatif drastique auquel sont associés dans une formule un peu complexe des sédatifs de la douleur et des stupéfiants; en voici la formule ·

Aloès du Cap................\
Résine de Jalap.............. } ââ 0,05 cgr.
— 　 de scammonée......... /
Turbith végétal.............

Extrait de belladone......... }
— 　 de jusquiame..., ... } 0,005 milligr.
Savon amygdalin............ 　　　 q.s.
(pour une pilule)

Prendre en se couchant 1 à 3 pilules, de façon à obtenir une garde-robe non diarrhéique le lendemain matin.

Les irrigations intestinales.

A côté des laxatifs pour vaincre la constipation prennent place les irrigations intestinales. Celles-ci doivent être pratiquées avec méthode pour être efficaces; voici comment Combes les décrit :

« Le lavage se fait, dit-il, avec le sérum physiologique (eau salée à 7/000 d'eau soigneusement bouillie), et à la température de 38° à 42° C. suivant les cas. On peut y ajouter avec avantage des infusions de graine de lin, ou de racine de guimauve ou encore 10 gouttes de teinture de sauge. — Pour faire un bon lavage d'intestin, il faut faire pénétrer le liquide jusqu'au cœcum, mais sans distendre l'intestin et sans l'irriter ; or ce n'est pas ce que l'on obtient avec la douche rectale, la sonde courte et la forte pression. Le gros intestin et surtout le gros intestin malade est très contractile; il s'y produit des spasmes prolongés par la moindre irritation, aussi n'est-il pas étonnant de voir une irrigation violente avec forte pression, déterminer des spasmes qui empêchent non seulement la sonde qui se recourbe, mais même l'eau de pénétrer jusqu'au fond.

Il faut se servir de sondes anglaises de petit calibre de 5 à 8 mm. de diamètre, mais longues de 50 cm. pour les enfants, de 1 mètre et plus pour les adultes; elles sont percées d'une ouverture à l'extrémité et d'une autre sur le côté.

La sonde est en communication par un court tuyau avec un bock de 2 litres, placé au plus à 10 cm. au-dessus du siège du malade qui est couché sur le côté droit, les jambes repliées sur le ventre et le siège surélevé. Le robinet étant ouvert, on introduit alors la sonde de 1 à 2 cm. dans le rectum, l'eau coule et ouvre l'intestin devant la sonde; il est alors facile après une minute de pousser la sonde de 2 cm. et ainsi de suite.

En introduisant la sonde lentement, centimètre par centimètre en attendant chaque fois que l'eau ait ouvert le passage ou redressé la courbure, on arrive facilement, sans que le malade sente la moindre douleur et le moindre malaise, à introduire toute la sonde dans l'intestin et l'eau jusque dans le cœcum.

La quantité d'eau à introduire varie considérablement suivant les individus et chez la même personne suivant les jours. Il faut savoir ordonner les irrigations quand cela est nécessaire, mais il faut savoir aussi les espacer et en déshabituer l'intestin dès que l'indication cesse d'être prédominante, car l'usage trop prolongé de la sonde entretient l'irritation de l'intestin. On les donnera alors seulement tous les 2 jours, puis tous les 3 jours, etc., jusqu'à ce qu'on puisse les cesser sans inconvénient. »

Les lavements d'huile.

Ceux-ci constituent un des meilleurs remèdes contre la constipation des dyspepsies côliques.

Introduits dans la thérapeutique par Kussmaul et Fleiner, ils remplissent toutes les indications ; ils ramollissent les fèces, ils les décollent de la paroi qu'ils lubréfient, ils sont calmants et diminuent le spasme de l'intestin, enfin ils diminuent la résorption des substances toxiques produites par les selles.

« Le malade étant étendu sur un lit, avec le siège

élevé, on introduit dans l'intestin avec le bock 50 à 150cc d'huile d'olive pure, fraîche et chauffée à 40° C. chez l'enfant; 400 à 500cc chez l'adulte; on peut se servir avec avantage du petit récipient de Bourget qui évite que le bock et les tuyaux de caoutchouc soient souillés par l'huile, car ils sont d'un nettoyage difficile, surtout les tuyaux rouges. L'huile doit pénétrer lentement avec une pression aussi faible que possible; aussi faut-il employer une longue sonde à large ouverture et 15 à 20 minutes seront-elles nécessaires pour introduire l'huile. Si la selle ne se produit pas dans les 4 heures qui suivent le lavage, on donnera un lavage chaud. Ces lavages d'huile seront continués chaque jour jusqu'à ce qu'ils soient suivis d'une selle molle, spontanée et suffisante. On diminue alors leur fréquence et la quantité d'huile introduite. »

Massage.

Enfin à côté de ces diverses méthodes de traitement de la constipation, signalons encore les massages du colon, à la condition qu'il soit pratiqué par un spécialiste habile et qu'on ait la précaution de ne pas toucher à l'estomac.

§ 4. — LA DIARRHÉE

Définition.

Ce que nous avons dit précédemment touchant la constipation peut s'appliquer en en modifiant les termes à la diarrhée. On ne saurait conclure à ce symptôme, à ce trouble morbide, par la simple constatation de selles plus fréquentes et liquides. Si le médecin s'en contentait il s'exposerait à l'erreur, parce que la diarrhée qui peut sembler exister n'existe pas au vrai sens du mot, ou au contraire parce qu'elle existe alors qu'elle ne paraît pas exister ; on ne doit dire en effet qu'il y a diarrhée que lorsque, en donnant à un sujet un repas d'épreuve examiné de façon à délimiter les fèces correspondant à ce repas, on aura constaté : 1°) que les fèces auront été rendues dans un temps plus court que le temps habituel ; 2°) qu'elles contiendront une proportion moindre de substances sèches pour 100.

Les causes.

Celles-ci sont nombreuses : tantôt c'est la boulimie qui surcharge l'intestin de matières mal digérées par l'estomac, ou c'est une acidité extrême du chyme qu'entretient une alimentation défectueuse, ou c'est encore l'abus des laxatifs. Je ne parle, bien entendu, ici que des diarrhées non symptomatiques d'affections du tube digestif, des diarrhées purement fonctionnelles.

Les symptômes.

« Ces diarrhées se présentent tantôt une fois par jour à heure fixe, soit le matin au réveil, soit après les repas, tantôt elle est plus continue, tout en survenant par crises de durée variable ; elle s'accompagne d'un appétit plus ou moins vorace ; la langue est blanche, saburrale ; les garde-robes sont particuliérement âcres, irritant la région anale, acides au tournesol ; il y a des épreintes, des flatulences, des gaz intestinaux ; la face prend une teinte jaune terreuse ; les forces diminuent, l'amaigrissement est plus ou moins marqué. L'état moral de ces malades mérite toute l'attention du médecin ; car la plupart sont dans un état d'anxiété neurasthénique ; cette diarrhée les inquiète outre mesure ; ils en parlent sans cesse ; ils sont incapables d'un effort physique ou intellectuel et n'ont d'autre souci que celui de surveiller leurs garde-robes. »

Le régime.

Pour modifier ce trouble fonctionnel souvent il suffira de surveiller attentivement le régime alimentaire. On supprimera ainsi les végétaux verts, les fruits, les boissons alcooliques. On insistera par contre sur un régime azoté frugal (lait, œufs, viande crue ou rôtie, peu de pain). On recherchera les susceptibilités personnelles à l'égard de tel ou tel aliment, ce qu'aucune formule d'ensemble ne peut prévoir ; ainsi tel malade ne pourra supporter le lait, tandis que le régime lacté chez tel autre coupera court à la diarrhée ; de même pour les régimes végétarien ou carné dont la tolérance est tout à fait individuelle. C'est ainsi qu'on peut avec le Pr Dieulafoy user vis-à-vis de ces malades de cette formule très générale : n'usez que des aliments que vous savez par expérience ne pas vous faire de mal. En général, le vin, le thé, le café, le tabac sont particulièrement mal tolérés. On surveillera la quantité des

boissons; sans arriver au régime sec, il suffit parfois
d'une légère restriction des liquides pour arrêter la
diarrhée.

L'hygiène et le régime valent mieux pour ces diarrhées que tous les médicaments.

Les médicaments.

Néanmoins on peut avoir dans certaines circonstances nécessité de recourir à eux; voici quels sont ceux
que l'on peut employer et comment on peut les employer.

C'est d'abord l'opium associé au bismuth dans la
formule suivante :

Diascordium . . . .)
                                                           } ââ 4 gr.
Sous-nitrate de bismuth . . . .)

Mêlez exactement et divisez en 20 bols.

Ces bols seront pris de préférence avant les repas
et 2 où 3 heures après ceux-ci. Avec ceux que l'on
prendra en dehors du repas, on avalera l'infusion
ci-après :

Racines de fraisiers sauvages . . . .   1 gr. 50
Eau bouillante . . . .   125 gr.

On pourra encore recommander 1 gramme de sous-
nitrate de bismuth délayé avec *six* gouttes de laudanum ou d'élixir parégorique dans 2 grandes cuillerées,
à prendre aussitôt avant les repas.

La mixture de Coutaret à la dose de 1 à 2 cuillerées

à soupe dans un 1/2 verre d'eau, après le repas, donne aussi de bons résultats.

Citons encore l'emploi du tannigène (1 à 2 grammes par jour par dose de o gr. 25 à o gr. 50), la tannalbine (1 gramme 3 fois par jour), etc.

Enfin nous donnerons en terminant la formule suivante de M. Albert Robin que nous lui avons vu employer couramment avec succès à la Pitié :

<pre>
Extrait de bistorte . . . .⎫
   —   de ratanhia. . . . .⎪
Diascordium. . . . .⎬ ââ 0,05 cg.
Poudre de cachou . . . .⎪
   —   de tormentille. . . . .⎭
</pre>

pour une pilule, prendre 5 à 8 pilules par jour de préférence avant les repas.

Dans des cas très rebelles, on pourra avoir recours à la décoction d'ipéca à la brésilienne :

<pre>
Ipéca concassé. . . . .   2 gr.
Eau . . . . 150 gr.
</pre>

faire bouillir pendant 1/2 heure. Passer et ajouter *six* gouttes de laudanum.

CHAPITRE IV

LES RETENTISSEMENTS A DISTANCE DES DYSPEP-SIES SUR LES DIVERS ORGANES ET LEURS FONC-TIONS.

A côté des troubles dyspeptiques eux-mêmes dont nous venons de passer en revue les différentes variétés aussi multiples que les causes qui les engendrent, nous voudrions dire encore un mot dans ce chapitre des retentissements à distance sur les autres organes de l'économie de ces diverses dyspepsies.

§ Ier. — LES RETENTISSEMENTS CARDIAQUES

Les palpitations.
Ces retentissements cardiaques se présentent sous de multiples aspects; ce sont tantôt des palpitations, des battements de cœur qui reviennent par accès à l'occasion des repas, s'accompagnant parfois de vertiges et de somnolence, sans symptômes d'auscultation le plus souvent, quelquefois cependant offrant des

souffles inorganiques qui peuvent donner le change avec une affection cardiaque véritable.

Les modifications du rythme.

D'autres fois, ce sont des modifications du rythme, qui est accéléré, *tachycardie*, ralenti, *bradycardie* ou *intermittent*. Ces manifestations diverses du rythme s'accompagnent tantôt de sensation d'angoisse, de vertige, de défaillance, tantôt de sensation de chaleur, d'agitation, de congestion de la face; il y a ou il n'y a pas de pyrosis, des éructations, voire même des vomissements.

Les crises pseudo-angineuses.

Enfin, dans d'autres circonstances se montrent des douleurs précordiales intenses, subites avec sensation de constriction thoracique, irradiations pénibles dans l'épaule et le membre supérieur gauche, pâleur du visage et défaillance semi-syncopale. C'est l'angine de poitrine réflexe à point de départ gastrique, différente un peu par sa symptomatologie de la vraie angine de poitrine, celle qui tue et ne pardonne jamais.

Le traitement.

Il va de soi que le traitement de ces retentissements cardiaques des dyspepsies est purement gastrique; et que dépister la variété de dyspepsies qui l'engendre pour lui appliquer le traitement voulu est la chose primordiale.

Toutefois, à côté de ce traitement curatif, certains moyens peuvent pallier ces crises; ce sont l'emploi des bromures, et des valérianates, ou encore l'emploi du bromhydrate de quinine à la dose de 0,25 centigrammes avant le repas, ou bien du sulfate neutre d'atropine que l'on donnera de la façon suivante :

> Sulfate neutre d'atropine .... 0 gr. 03
> Eau distillée de laurier-cerise.. .... 12 gr.

Deux gouttes dans un peu d'eau, cinq minutes avant les repas.

§ 2. — LES RETENTISSEMENTS RESPIRATOIRES

Toux, hoquet, bâillements.

Au nombre de ces retentissements respiratoires prennent place divers troubles morbides, tels que *toux*, *spasme laryngé*, *hoquet*, *bâillements* parfois des plus rebelles et que l'on devra traiter d'abord et avant tout par une bonne hygiène digestive et chercher à atténuer en attendant leur guérison définitive par les moyens hygiéniques à l'aide de diverses préparations médicamenteuses, telles que belladone, jusquiame, datura, etc. Voici une des formules qui, entre les mains de M. Albert Robin, donne de très bons résultats :

> Extrait de jusquiame.........⎫
> —   de belladone.........⎪
> —   de datura, stramonium .⎬ ââ 0 gr. 01 cg.
> —   thébaïque ....⎭
> Camphre .... 0 gr. 05
> Sirop de gomme............ q. s.

Pour une pilule. Prendre une pilule matin et soir. Augmenter progressivement jusqu'à 4 pilules.

Contre le hoquet on pourra agir en provoquant un éternuement avec un mélange de tabac à priser et de camphre finement pulvérisé.

Contre les bâillements, une cuillerée à soupe d'une potion bromurée, éthérée comme celle de la formule ci-dessous pourra suffire à en amener la cessation :

Bromure de potassium...............	6 gr.
Eau de laurier-cerise................	10 gr.
Sirop d'éther......................	30 gr.
Hydrolat de valériane	110 gr.

L'asthme dyspeptique.

A côté de ces premiers troubles respiratoires que nous venons de passer en revue peuvent se rencontrer des désordres plus prononcés; ce sont des dyspepsies pouvant revêtir les types cliniques les plus variés, et entre autres le type de l'asthme avec sa crise aiguë : la respiration s'accélère, et devient superficielle, la face et les extrémités se cyanosent; le pouls est petit et fréquent, les extrémités se refroidissent; puis survient une véritable angoisse respiratoire et tout se termine par des renvois et quelquefois par des vomissements au bout de 2 à 3 heures.

Ici encore le traitement est celui de la dyspepsie causale; au cours de l'accès on pourra provoquer le vomissement qui y mettra fin; l'atropine peut donner dans quelques cas également de bons résultats.

La rhinobronchite spasmodique.

Signalons encore à la suite de Monnier parmi ces troubles respiratoires d'origine dyspeptique la rhinobronchite spasmodique si agaçante et si pénible chez certains dyspeptiques arthritiques. Le traitement de l'estomac associé au traitement local proposé par Monnier, c'est-à-dire application de vaseline mentholée liquide à 1/30 ou 1/20 soit en pulvérisations, soit en pansements à l'aide d'un pinceau imbibé de ce liquide, réussissent le plus souvent à en atténuer les symptômes.

§ 3. — LES RETENTISSEMENTS CUTANÉS

Le rôle des dyspepsies dans l'origine des dermatoses soupçonné depuis longtemps par les dermatologistes a été mis particulièrement en évidence par M. Albert Robin et Leredde à l'Académie de médecine en 1895.

Ces auteurs ont montré le rôle des fermentations gastriques dans la pathogénie d'un grand nombre d'affections cutanées telles que l'acné, l'eczéma, l'hyperhydrose, la furonculose, l'urticaire à répétition, le prurigo, le prurit anal, la séborrhée du cuir chevelu.

Cette pathogénie nouvelle de ces affections comporte, on le conçoit immédiatement, l'association d'un traitement des fermentations gastriques au traitement externe et local du désordre de la peau.

§ 4. — LES RETENTISSEMENTS OCULAIRES ET AURICULAIRES

Il n'est pas, comme l'ont montré Grandclément, Woackes et Ménière jusqu'aux fonctions visuelles et auriculaires qui ne puissent être influencées par les dyspepsies.

Troubles de l'accommodation.

Certains dyspeptiques brusquement, par crises, offrent d'abord « une certaine difficulté à lire ou à écrire à la lumière, à fixer les objets à courte distance; puis surviennent des douleurs oculaires accompagnées d'une sensation de tension de l'œil, de rougeur des conjonctives et des paupières, le tout se calmant quand on ferme les yeux dans l'obscurité ou quand le patient se place dans le décubitus dorsal. »

La migraine ophtalmique.

« Elle est précédée d'une sorte d'aura singulière, de sensation de légèreté, de lévitation; il semble que les pieds ne touchent pas le sol, et cependant les membres éprouvent comme une lassitude. Puis rapidement l'un des deux yeux ou tous les deux, à la fois et successivement, semblent être flanqués d'une œillère interne; le cœur se met à battre plus vite, et cette palpitation presque douloureuse est interrompue à chaque instant par des intermittences qui donnent l'angoisse d'une suspension momentanée de la vie.

A ce moment partent du côté externe de l'œil atteint de longues lignes horizontales brisées, formées de cristaux brillants; ces lignes sont animées de mouvement, d'ondulation qui changent leur direction et les transforment en cercles concentriques; — puis se surajoutent une sensation spéciale : l'œil semble énorme, saillant et devient douloureux.

Alors commence dans le côté du corps opposé à l'œil atteint un fourmillement accompagné de raideur, s'accompagnant d'une douleur migraineuse siégeant au sommet du crâne du côté opposé à l'œil atteint. L'angoisse est à son comble; coexistent des vertiges, des tintements d'oreille, un éloignement des bruits, une difficulté de la parole qui compliquent cette triste situation. Puis surviennent généralement des nausées, des éructations, des vomissements très acides et la crise se termine par une émission abondante d'urines aqueuses ou d'une garde-robe diarrhéique, laissant le malade épuisé pendant un ou deux jours. »

Le vertige auriculaire.

De même qu'ils peuvent présenter ces troubles oculaires variés, les dyspeptiques offrent souvent aussi des troubles auriculaires, tels que bourdonnements d'oreille, sifflements, bruits de moulin, bruits de cascade, pouvant même parfois s'accompagner de surdité, au point que suivant l'expression de Ménière, on peut devenir sourd par l'estomac.

Le traitement.

Le traitement de ces retentissements oculo-auriculaires des dyspepsies est naturellement basé sur le traitement général de la dyspepsie originelle. On y ajoutera le traitement bromuré et éthéré dont nous avons parlé plus haut au moment des crises. L'électricité statique semble avoir donné de bons résultats dans les cas de vertiges auriculaires. Mendel a proposé le traitement par le Cimicifuga racemosa en teinture que l'on donne à la dose de 20 à 30 gouttes par jour, par 10 gouttes à la fois, de préférence une heure avant le repas.

On a également proposé l'emploi du bromhydrate de conéine et enfin, tout récemment, l'emploi d'une drogue que nous-même avons introduite en médecine dans le but de modifier l'hypertension, je veux parler du gui de Chêne ou Viscum album.

§ 5. — LES RETENTISSEMENTS UTÉRINS

Les fausses utérines.

Il n'est pas jusqu'aux troubles utérins que peuvent engendrer les dyspepsies; et les retentissements de ces affections sur la matrice et ses annexes peuvent créer ce que M. Dalché a appelé avec juste raison, *les fausses utérines.*

Au premier rang des symptômes qui les caractérisent figurent l'*aménorrhée*, la *dysménorrhée*, les *douleurs utéro-ovariennes*, la *leucorrhée*, voire même des *hémorragies utérines* qu'un traitement visant la dyspepsie suffit parfois à enrayer. On y adjoindra suivant les besoins le port de ceintures hypogastriques, les compresses échauffantes abdominales et les traitements locaux par les irrigations vaginales avec tannin (1 à 2 cuillerées à café pour 1 litre d'eau), en cas de leucorrhée, le vésicatoire en cas de dysménorrhée, les pilules d'ergotine et de poudre de Sang-dragon (ââ 0,10 g. pour 1 pilule 5 à 10 pilules par 24 heures) en cas d'hémorragies utérines, ou encore l'extrait de séneçon.

Mais nous ne pouvons entrer dans plus de détails à ce sujet et nous renvoyons au livre de MM. Dalché et Robin les lecteurs que ces traitements spéciaux peuvent intéresser.

§ 6. — LA CHLOROSE ET L'ANÉMIE

Bien qu'on discute encore à l'heure actuelle sur la chlorose associée aux dyspepsies, il est évident qu'il y a des rapports de causalité entre les deux affections, et que ce soit l'une ou l'autre qui commence, la médication ferrugineuse étant nécessaire, il convient d'ordonner au préalable un traitement stomacal ; car bien peu de chlorotiques pourront supporter le fer si on ne commence par modifier leur estomac. Certains, qui paraîtront le supporter, en ce sens qu'il ne provoquera pas de pesanteur, ni de crampes gastriques, de gastralgie, d'anorexie, de constipation, ne peuvent l'assimiler et par conséquent n'en retirent aucun avantage. Traiter d'abord la dyspepsie, traiter ensuite la chlorose et l'anémie, telle doit être la formule hygiénique, diététique et médicamenteuse.

Quand le traitement gastrique aura été suivi quelque temps, alors commencer à administrer le fer que l'on peut donner sous forme de tartrate ferrico-potassique, de pilules de Vallet, de fer réduit par l'hydrogène, de sirop de protoiodure ou de pilules de protochlorure.

On pourra également recourir avec avantage à l'arsenic à petites doses soit de 2 à 4 granules de Dioscoride par jour, ou encore sous forme de cacodylate de soude, d'arrhénal. Albert Robin préconise aussi l'emploi des glycérophosphates. Enfin l'hydrothérapie, la cure d'altitude ou un séjour dans une station hydrominérale seront de bons compléments du traitement.

§ 7. — LES RETENTISSEMENTS NERVEUX

Vue d'ensemble.

S'il est vrai que les maladies du système nerveux occupent une place considérable dans l'étiologie des dyspepsies, elles figurent aussi souvent dans leurs retentissements que dans leurs causes.

Pour si fréquents qu'ils soient, ces retentissements n'existent pas chez tous les dyspeptiques ; ils frappent de préférence les surmenés, les héréditaires nerveux, les arthritiques ou hépatiques.

Ces manifestations nerveuses des dyspepsies sont aussi multiples que variées ; ce sont des vertiges, des étourdissements, des migraines, des névralgies, des céphalalgies, des hyperesthésies, de la neurasthénie, de l'hypochondrie, de l'insomnie, etc.

Le vertige stomacal.

« Ce vertige, considéré en lui-même, offre des caractères qui, sans être tout à fait spéciaux, permettent néanmoins de soupçonner son origine. Il consiste en une sensation de vague ou de vide dans la tête ; le sol semble manquer de stabilité sous le pied du malade qui vacille et est obligé de prendre un point d'appui sur les objets environnants ; quelquefois même il voit tout tourner autour de lui ; s'il parle à haute voix, le vertige s'accentue ; les idées deviennent difficiles à fixer ; des sifflements d'oreille, des étourdissements ajoutent encore au malaise. Dans des cas plus accentués, le malade peut même tomber, avec la sensation d'un évanouissement qui ne se réalise jamais complètement, car la conscience demeure intacte dans tous les cas. Qu'au plus fort du vertige le malade s'assoie ou s'étende, celui-ci diminue rapidement. »

Contre ce vertige, employer une hygiène alimentaire rationnelle ; et puis y ajouter le traitement de Trousseau.

1° Copeaux de bois de quassia amara 2 grammes.

Laisser mariner pendant 12 heures dans une tasse à thé d'eau froide. Prendre le matin à jeun.

2° Après chacun des 2 principaux repas, et le soir en se couchant, prendre également un paquet de poudre ainsi composé :

Bicarbonate de soude...............)
Magnésie.......................) ââ 4 gr.
Craie préparée ....   6 gr.

Mêlez exactement et divisez en douze prises qui seront délayées au moment d'en faire usage, dans un verre d'eau sucrée.

On pourra encore recourir dans ce cas au valérianate d'ammoniaque, ou à la potion éthérée et bromurée.

La migraine.

La migraine gastrique, bien que se rencontrant le plus habituellement chez des prédisposés par une hérédité arthritique, trouve comme cause occasionnelle une des dyspepsies dont nous avons relaté plus haut le tableau.

Un régime approprié, avec ou sans l'adjuvant d'une médication comme l'antipyrine ou le pyramidon, viendront facilement à bout de cette variété de migraine qui revient le plus souvent, par accès, après une série de troubles prodromiques dyspeptiques des plus évidents.

Les céphalées, les névralgies.

On en peut dire tout autant des céphalalgies avec lourdeur de tête vertigineuse, ou des céphalées plus ou moins violentes qui sont si souvent les compagnes d'une dyspepsie bien caractérisée. A elles comme aux névralgies diverses que ces dernières peuvent engendrer, névralgies intercostales, périombilicales, lombaires, etc., s'appliquent les mêmes considérations hygiéniques et thérapeutiques.

Le syndrome neurasthénique.

Plus importants parmi ces retentissements nerveux des dyspepsies sont les troubles neurasthéniques dont elles sont parfois la cause. Ce sont des céphalées qui se montrent pendant le travail de la digestion, de l'insomnie survenant la nuit, au milieu d'un cortège de symptômes gastriques tels que pyrosis, éructation, etc., suivie d'un sommeil lourd, entrecoupé de réveils fréquents, laissant le malade, le matin, au sortir de son lit, fatigué et somnolent, brisé, la bouche pâteuse, l'intelligence engourdie, les membres flasques.

« C'est ainsi que ces malades vivent dans une perpétuelle angoisse, sentant leurs forces s'amoindrir, incapables de tout travail physique ou intellectuel, éprouvant la plus grande difficulté à parler debout, n'appréciant plus à leur juste valeur leurs diverses sensations dont ils s'exagèrent l'acuité, obligés de faire un effort considérable et pénible pour remplir leurs obligations coutumières. »

Le traitement général.

Il ne faut pas dans ces cas s'acharner à traiter exclusivement ces malades par une thérapeutique physique et psychique, connaissant l'origine dyspeptique de leurs troubles nerveux, il faut avant tout soigner leur estomac; puis modifier leur nutrition par la médication arsenicale ou glycérophosphatée, par les préparations ferrugineuses, la stimuler par les strychniques et puis faire intervenir les cures balnéaires et climatériques et enfin seulement si tous les moyens précédents ont échoué on aura recours à la psychothérapie.

Le traitement psychothérapique.

En effet, il est un certain nombre de gastropathies ou d'entéropathies qui sont de nature purement psychique; ou même, si elles ne le sont point primitivement sachant par la physiologie expérimentale le rôle si important dans la digestion normale de l'idéation, il est tout indiqué d'intervenir par une sorte de rééducation en provoquant des réactions gastrointestinales d'ordre psychonévrotique, psychomoteur ou psychosécrétoire.

Le traitement de Weir-Mitschell (de Philadelphie) a pu rendre ainsi de grands services dans ces cas de neurasthénie gastrique. Il consiste essentiellement à mettre les malades au lit pendant des semaines et même des mois en leur interdisant tout mouvement; à les isoler, ce qui est la seule manière de leur imposer la nécessaire discipline que l'entourage le plus dévoué ne saurait, comme le dit le Pr Brissaud, ni concevoir, ni appliquer; à les soumettre à un massage régulier et méthodique; à les suralimenter dans les limites de leur capacité digestive; à faradiser systématiquement tout leur système musculaire.

Le Pr Déjérine dans ces derniers temps a insisté particulièrement sur le mécanisme psychique de la constitution des régimes chez les faux gastropathes qui ne peuvent plus se nourrir, et montré comment on peut établir facilement chez eux les règles générales d'une rééducation diététique. Les pages qu'il a consacrées à cette étude sont des plus instructives à tous les égards et font voir tout le parti qu'un médecin instruit de son rôle peut tirer, pour remédier à ces troubles fonctionnels de la digestion, d'un traitement moral qui modifie les causes psychiques souvent à la base des dyspepsies, comme nous en avons donné maints exemples chemin faisant.

CONCLUSIONS

En résumé, quand nous jetons un coup d'œil d'ensemble sur tous les chapitres de ce volume, et que nous voyons les incursions multiples que nous avons faites successivement dans les différents domaines de la science alimentaire, physiologique et médicale, nous nous apercevons qu'à la base des dyspepsies (nous n'entendons évidemment sous ce nom que de simples troubles fonctionnels de la digestion) une faute d'hygiène se trouve le plus souvent, et que comme corollaire à leur guérison une hygiène régulière suffit le plus souvent.

Ainsi se trouvera justifié cet exposé de notions d'hygiène s'appliquant aux dyspeptiques, montrant successivement comment on peut *devenir dyspeptique*, comment par suite on peut *éviter de le devenir*, et comment on peut *guérir*, quand, faute de respecter ces règles, on *l'est enfin devenu*.

TABLE DES MATIÈRES

Paris. — Imp. LEVÉ, 17, rue Cassette. — S.

Hygiène

par le P' **A. Debove,** Doyen honoraire de la Faculté de Médecine de Paris,
et le D' **Plicque,** Secrétaire adjoint de la Direction de l'Hygiène au
Ministère de l'Intérieur.

Un volume in–18, broché. . . . .   3 fr. 50

   —   toile.   4 fr.

La Santé par l'Hygiène

par le P' **Gréhant,** Membre de l'Académie de Médecine.
Professeur de Physiologie au Muséum d'Histoire naturelle.

Un volume in–18, nombreuses illustrations, relié toile.   3 fr.

Hygiène

par le D' **T.-H. Thoinot,** avec préface du D' Brouardel.

Un volume, cartonné. . . . .   2 fr. 50

Notre Corps, son Entretien, son Hygiène

par E. **Brucker,** Docteur ès Sciences, Agrégé de l'Université.

Un volume in–18 jésus, 212 illustrations, broché...   3 fr.

Premiers Soins à donner

aux Malades et Blessés

Prophylaxie et Hygiène infantile
par Mme **Gross-Droz.**
Préfaces de MM. Fr. Passy, D Lamacq. E. Cazes

Cet ouvrage n'a pas la prétention de remplacer le médecin. Mais il donne les
moyens de l'attendre quand il est loin, et, quand il est là, de le seconder utilement : entre deux visites, d'exécuter intelligemment ses ordres.

Un volume in–18, nombreuses illustrations, broché.   3 fr. 50

   —   --   toile. .   4 fr.

Imp. Gauthier

9 782329 292298